Nur

nicht auf!

auf die Palme bringen lassen. Leichter gesagt als getan? Lesen Sie die nächsten 256 Seiten!

Das Buch für alle, die ausgeglichen und entspannt leben wollen

Richard Carlson / Joseph Bailey

Reg dich nicht auf!

Richard Carlson / Joseph Bailey

Reg dich nicht auf!

Das Buch für alle,
die ausgeglichen und entspannt
leben wollen

Aus dem Amerikanischen
von Renate Dornberg

Knaur

Originaltitel: Slowing Down to the Speed of Life.
How to Create a More Peaceful, Simpler Life from the Inside Out
Originalverlag: HarperCollins, San Francisco

Die Folie des Schutzumschlags sowie die Einschweißfolie
sind PE-Folien und biologisch abbaubar.
Dieses Buch wurde auf chlor- und säurefreiem Papier gedruckt.

Besuchen Sie uns im Internet:
www.droemer-knaur.de

Umschlaggestaltung: Agentur ZERO, München
Satz: Ventura Publisher im Verlag
Druck und Bindung: Franz Spiegel Buch GmbH, Ulm
Printed in Germany
ISBN 3-426-66618-9

2 4 5 3 1

Für unsere Eltern

Dank

Wir möchten gerne folgenden Menschen für ihre liebevolle Mithilfe bei der Entstehung dieses Buches danken: Tom Grady von Harper San Francisco für sein Vertrauen, seinen Enthusiasmus und sein kreatives Lektorat; George Pransky für seine hilfreichen Einsichten; Judy Sedgeman, Sandy Krot und Rolf Schirg für ihre ermutigenden Kommentare zu den vielen Entwürfen dieses Buches; Michael Bailey und Kris Carlson für ihre liebevolle Ermutigung und Geduld; den Dutzenden von Vertretern der Verstandespsychologie, bei denen wir soviel über das Leben gelernt haben; und den Tausenden von Patienten, die uns gezeigt haben, wie wichtig es ist, das Tempo zu drosseln.

Inhalt

Vorwort

Joes Geschichte

Im November 1980 nahm ich an einem Workshop mit dem Titel »Schluß mit Streß und geistiger Verausgabung von Therapeuten« teil, der mein Leben in ungeahnter Weise verändern sollte. Ich fühlte mich als Psychotherapeut, Seminarleiter und landesweit anerkannter Experte im Bereich Suchterkrankungen tatsächlich wie ausgebrannt. Damals dachte ich jedoch nur, daß ich dem kalten Winter in Minnesota entfliehen würde, um in Miami wieder einmal an einem Workshop teilzunehmen, der eine weitere Antwort auf mein streßreiches Leben versprach.

Bis zu jenem Zeitpunkt bestand das Leben für mich aus einer Reihe von Aufgaben, die erledigt, einer Liste von Punkten, die abgearbeitet, Sitzungen, die absolviert, und Aktivitäten, die unternommen werden mußten. Ich war fast ständig in Eile, stopfte meine Tage voll bis zum Rand. Ich dachte, das sei der Weg zum Glück. Wenn es den Anschein hatte, als sei ich beschäftigt und wichtig, dann mußte ich doch glücklich sein! Außerdem schienen meine Freunde, Familienmitglieder und Kollegen es auch nicht anders zu machen. Es war nicht leicht, in unseren übervollen Terminkalendern Zeit für eine gemeinsame Verabredung zu

finden, und wenn es doch einmal klappte, dann packten wir soviel hinein, wie nur möglich: Joggen, Essen, Radfahren und so weiter. Ich schien also ein erfülltes Leben zu führen, fühlte mich aber dennoch leer, so, als würde mir etwas fehlen. Sollte ich vielleicht noch erfolgreicher und effizienter werden und eine weitere Tätigkeit aufnehmen?
Bevor ich mit dem psychologischen Ansatz in Berührung kam, den wir in diesem Buch beschreiben wollen, lebte ich wie ein Hamster im Laufrad, der wie wild rennt und hetzt – ohne jemals anzukommen; und trotzdem dachte ich die ganze Zeit, ganz kurz vor dem Ziel zu sein. Ich hatte viele Streßsymptome – Verspannungen, Kopfschmerzen, Probleme mit dem Magen, chronisches Grübeln, Schlaflosigkeit. Und ich hielt dies für normal.
Bei meiner Ankunft in Miami herrschten tropische Temperaturen, ein scharfer Kontrast zum Winter in Minnesota. Ich wurde von Freunden abgeholt, die ich seit einigen Jahren nicht gesehen hatte. Sie wirkten anders – weitaus entspannter als ich und glücklich. In meiner Arroganz dachte ich: »Sie sind weniger gestreßt als ich, weil ihr Terminplan weniger voll ist und sie nicht dermaßen viele Patienten haben. Sie sind mit Sicherheit nicht so wichtig wie ich.«
Jeder, dem ich vorgestellt wurde, wirkte so ruhig und glücklich und doch so normal. Ich wurde neugierig, wie das der Fall sein konnte. Schon bald fühlte ich mich in der Gesellschaft meiner neuen Bekannten sehr wohl. Überhaupt nicht zu vergleichen mit den üblichen Psychologie-Tagungen, an denen ich sonst teilnahm, wo alle schrecklich ernst, arrogant und bemüht waren, einander intellektuell zu beeindrucken.
Am ersten Abend lud uns einer der Konferenzleiter zum Essen ein. Anschließend saßen wir gemütlich beisammen und unterhielten uns, als

Syd Banks (der diese Art der Psychologie mitbegründete) anfing zu sprechen. Die anderen hörten ihm respektvoll zu, und im Raum wurde es vollkommen still und ruhig. Zunächst machte mich dieses Gefühl von Ruhe im Zimmer kribbelig, ich fühlte mich unwohl. Was er sagte, klang so einfach, doch aus irgendeinem Grund konnte ich es nicht verstehen. Verwirrung hatte mein Gehirn erfaßt, all die neuen Ideen lagen in einem inneren Kampf mit den Thesen, die man mir während meiner Ausbildung beigebracht hatte.

Am nächsten Tag nahm ich an einem Seminar der Medizinischen Fakultät der Universität von Miami teil – sie fungierte als einer der Sponsoren dieser Therapeutentagung. Ihr Ziel war es, eine neue Schule der Psychologie aufzubauen, die später einmal als »Verstandespsychologie« bezeichnet werden sollte. Die dort anwesenden Psychologen, Ärzte, Krankenschwestern, Sozialarbeiter und Vertreter vieler anderer Berufe – sie waren alle ebenso fasziniert wie ich von diesem neuen Umgang mit psychischen Störungen, Suchterkrankungen und anderen menschlichen Problemen. Meine Verwirrung an jenem Abend verstärkte sich noch, als sämtliche professionellen Ansichten, die mir stets lieb und teuer gewesen waren, nacheinander auseinandergenommen wurden. Ich stritt mich mit den anderen darüber, ob dieser Ansatz nicht zu simpel sei, und war doch gleichzeitig überaus fasziniert von dem, was ich da hörte.

Ich erfuhr, daß Zufriedenheit im Leben allein davon abhängt, »im Hier und Jetzt« zu sein, daß wir alle (und ich auch) aber nicht im Hier und Jetzt sind, weil wir nämlich das Wesen unseres eigenen Denkens nicht verstanden haben – wie es uns vom Jetzt ablenkt und verwirrt und streßt. Mir wurde plötzlich klar, daß alles, was ich brauchte, hier unmittelbar vor mir lag, solange ich mich von meinen Gedanken nicht aus der

Gegenwart tragen ließ. Ich erfuhr, daß ich noch so sehr in die Zukunft eilen kann, es dort jedoch nichts gibt, was mir mehr bieten kann als *dieser kostbare Augenblick*, den du und ich jeden Moment teilen. Mir wurde klar, daß ich mit meinen Gedanken häufig woanders war – bedauernd in der Vergangenheit oder besorgt in der Zukunft, überall, nur nicht im Jetzt.

Mein erstes Gefühl ob dieser Erkenntnis war ein tiefer innerer Friede. Ich fühlte mich wie in den glücklichsten Kindertagen, war entspannt, gelassen, erfüllt, zufrieden. Gleichzeitig empfand ich aber auch ein Unwohlsein, und zwar aus zwei Gründen: Erstens, der neue Ansatz war zu einfach. Ich hatte die Antwort mein ganzes Leben lang direkt vor der Nase gehabt. Warum hatte ich dann so angestrengt gesucht und mich dabei innerlich völlig verausgabt? Ich kam mir ziemlich töricht vor. Zweitens, als Therapeut und Ausbilder hatte ich das Gefühl, nicht nur mich selbst durch mein Rennen im Laufrad in die Irre geleitet zu haben, sondern auch Hunderte von Patienten und Berufskollegen. Wir hatten alle außerhalb von uns selbst nach einer Antwort gesucht, um mehr Zeit und Zufriedenheit zu finden, und dabei war sie doch ständig in uns selbst gelegen. Dementsprechend fühlte ich mich durch das profunde Wesen dieser Erkenntnis überrumpelt.

Nach dem Wochenende kehrte ich nach Minnesota zurück und beobachtete, wie mein Leben sich langsam veränderte. Zunächst befürchtete ich, daß es sich lediglich um eine durch die Hochstimmung des Seminars angeregte Reaktion handeln könnte, die sich nach wenigen Tagen wieder legen würde. Aber ganz im Gegenteil, das Gefühl von Ruhe und Entspannung verstärkte sich noch, als ich die Auswirkungen bei meinen Psychotherapiepatienten beobachtete. Sie berichteten, daß ich weitaus präsenter war und ihnen endlich etwas sagte, das ihnen wirklich dabei half, ihr Leben zu verändern.

Gleichzeitig veränderte sich allmählich auch mein Privatleben. Mir wurde es nun wichtiger, jeden Augenblick bewußt zu erleben, als möglichst viele Dinge gleichzeitig zu erledigen. Und dennoch schaffte ich mehr – obwohl ich mich weniger anstrengte und mehr Spaß dabei empfand.

Seit jenem ersten Seminar im Jahr 1980 bin ich dankbar für die positiven Veränderungen, die diese Erkenntnis meinem Leben und dem Leben all derer, mit denen ich arbeite, gebracht hat. Ich habe mich seitdem immer wieder mit dieser simplen Erkenntnis beschäftigt, und jedesmal wird sie klarer und wirkt sich auf vielfältige Weise in meinem Dasein aus. Ich mußte mehr Therapeuten einstellen und sogar eine Klinik eröffnen, um der steigenden Nachfrage in meiner Praxis gerecht zu werden. Zu meiner Überraschung wurde ich im ganzen Land als Vortragsredner und auch ins Fernsehen eingeladen. Mein erstes Buch, »The Serenity Principle«, haben Tausende von Suchtkranken und Alkoholikern gelesen, und jede Woche erhalte ich Briefe von Menschen, deren Leben dadurch eine Veränderung erfuhr. Meine Arbeit empfinde ich als reines Vergnügen und auch als ein Privileg. Ich habe das Gefühl, den Menschen wirklich helfen zu können – und dabei selbst nicht zu leiden. Vor fünfzehn Jahren hätte ich mir nicht vorstellen können, daß mein Leben einmal so erfolgreich und befriedigend verlaufen könnte.

Richards Geschichte

Ich war vollauf damit beschäftigt, ein Leben zu führen, das rückblickend nur als ununterbrochene Hetze beschrieben werden kann. Ich war ruhelos, ständig in Eile und unwahrscheinlich beschäftigt. Ich hatte einen großen Patientenstamm und arbeitete außerdem intensiv an meiner Dissertation in Psychologie. Mein Leben bestand nur noch aus dem Sammeln von Erfahrungen und Leistungen, Erfolgen und viel Arbeit. Ich rannte damals, um für meinen ersten Marathon zu trainieren, jede Woche vierzig Meilen und war verlobt mit Kristine, mit der ich inzwischen zwölf Jahre verheiratet bin.

In meiner Freizeit organisierte ich Essen auf Rädern für Obdachlose und andere karitative Tätigkeiten. Ich las gerne und hatte ein paar gute Freunde. Meine Absichten waren zwar lobenswert, doch mein Leben nahm sich fürchterlich aus. Meine Tage waren so von Eile erfüllt, so vollgestopft, daß ich ehrlich nicht wußte, wie ich alles schaffen sollte.

Wenn ich heute mit vielen Jahren Abstand in Ruhe zurückschaue, kann ich erkennen, daß ich gar nicht so produktiv war, wie ich immer geglaubt hatte. Ich schien stets beschäftigt zu sein, weil ich ständig hin und her hetzte, aber in Wirklichkeit verschwendete ich bloß viel Energie. Für mich war Geschäftigkeit mit Produktivität gleichgesetzt. Wie der sprichwörtliche Hamster im Laufrad rannte ich schnell, jedoch immer im Kreis. Weil meine Gedanken sich in so viele Richtungen bewegten und ich dauernd irgendwohin eilte, war ich ein schlechter Zuhörer. Aus Ungeduld unterbrach ich andere und führte ihre Sätze selbst zu Ende.

Im Frühling 1985 ging meine Verlobte nach Portland, Oregon, um Vor-

bereitungen für unsere Hochzeit zu treffen. Ich blieb in der Gegend von San Francisco, um einen Nervenzusammenbruch zu vermeiden. Damals graute mir schier davor, auch nur einen Arbeitstag ausfallen zu lassen. Ferien, Krankheit, selbst Notfälle innerhalb der Familie betrachtete ich als Ärgernisse, die mir ungeheuren Streß verursachten. Alles, was meinen hektischen Zeitplan durchkreuzte, brachte mich in Panik und frustrierte mich. Jede Minute, ja jede Sekunde am Tag war verplant. Damals gewöhnte ich mir an, morgens zwischen drei und vier Uhr aufzustehen, um noch mehr erledigen zu können. »Die meisten Menschen schlafen viel zu lange«, behauptete ich und schüttete zehn bis fünfzehn Tassen Kaffee am Tag in mich hinein.
Ich verspätete mich bei meinen Terminen oft, weil ich versuchte, bis zur letztmöglichen Minute an dem jeweiligen Projekt, mit dem ich gerade beschäftigt war, weiterzuarbeiten. Jede Sekunde schien zu zählen, doch egal wie viele Minuten, Stunden oder Tage ich auch zur Verfügung hatte – es war nie genug. Immer hieß es, das Leben würde »später« ruhiger, das heißt, wenn die wichtigen Sachen erledigt waren. Das Problem war, daß für mich so gut wie alles wichtig war.
Im August jenes Jahres änderte sich mein Leben schlagartig. Unsere Hochzeit sollte am 31. August stattfinden, einer wunderschönen Jahreszeit an der nordwestlichen Pazifikküste. Zwei Tage vor der Hochzeit erhielt ich einen Anruf meines Vaters, der mir von einer großen persönlichen Tragödie berichtete, die mir bis heute nahegeht. Robert, mein bester Freund, und seine wunderbare Freundin waren auf einer Nebenstraße in Süd-Oregon bei einem Autounfall ums Leben gekommen; der Fahrer war betrunken gewesen. Robert, ein Jugendfreund, hatte sich auf dem Weg zu unserer Hochzeit befunden. Ich hatte noch am Abend vor-

her mit ihm gesprochen und höre noch heute, wie er »bis bald« sagt. Ich hatte keine Ahnung, daß es das letzte Mal sein würde.
Wir überlegten, ob wir die Hochzeit verschieben sollten, entschieden uns dann aber dagegen, weil mehr als dreihundert Gäste von weit her angereist waren, um mit uns zu feiern. Nach großem Schmerz und Kummer fand die Hochzeit schließlich statt, dazu eine ergreifende Schweigeminute samt einigen Worten von einem getreuen Pfarrer.
Die Tragödie wurde zu einem Wendepunkt in meinem Leben und veränderte meine Lebenseinstellung in vielerlei Hinsicht. Nach der Hochzeit nahm eine mein ganzes Leben andauernde Periode tiefer Reflexion ihren Anfang. Roberts Tod half mir, die Kostbarkeit des Lebens zu erkennen und die Absurdität des verrückten Tempos, nach dem die meisten von uns leben. Zum erstenmal in meinem Leben war ich gezwungen, mein Tempo zu drosseln.
Ironischerweise war Robert einer der wenigen Menschen, die ich kannte, der es selbst in jungen Jahren schon vermocht hatte, in einem, wie ich es jetzt nenne, gesunden Tempo zu leben. Er konnte sein Dasein wirklich genießen, konnte sich in völliger Gelassenheit entspannen und glücklich sein, ohne seine Leistungsfähigkeit zu opfern. Leider bedurfte es seines Todes, damit ich den Wert der Geschenke erkannte, die er mir stets gegeben hatte.
Als ich mein Tempo drosselte, veränderte sich mein Leben. Meine Fähigkeit, mich auf etwas zu konzentrieren, nahm zu, sobald ich lernte, jegliche Ablenkung aus meinem Kopf zu verbannen. Zum erstenmal konnte ich mit Arbeiten aufhören, wenn es andere Dinge zu erledigen gab. Manchmal war es mir sogar möglich, überhaupt nichts zu tun, etwas, was mir bis dahin unvorstellbar erschienen war. Ich freute mich mehr am Le-

ben als zuvor, weil mein eingeschränkter Blickwinkel sich enorm erweitert hatte. Damals war es mir nicht bewußt, doch erkenne ich jetzt im Rückblick, daß ich lernte, im Hier und Jetzt zu leben. Anstatt mein Leben ständig aufzuschieben, abzuwarten, bis alles erledigt war, bevor ich es genießen konnte, begann ich, mich am Prozeß des Lebens selbst zu erfreuen. Anstatt meine Aufmerksamkeit in alle Himmelsrichtungen gleichzeitig zu wenden, konnte ich mich intensiv und doch mühelos auf das konzentrieren, was vor mir lag – Arbeit, einen Freund, eine Aufgabe im Haus, ein Buch, ein Gespräch, Essensvorbereitung. Die Folge war, daß meine Welt zum Leben erwachte. Meine Weisheit und Dankbarkeit nahmen zu. Weil ich mehr in der Gegenwart lebte, konnte ich Mitgefühl für die Bedürfnisse und Kümmernisse meiner Mitmenschen entwickeln. Es ist mir fast peinlich, dies zuzugeben, aber vor meinem inneren Wandel organisierte ich das Essen auf Rädern für Obdachlose zum Teil nur, um mir zu beweisen, daß ich das am besten von allen konnte. Nach meinem inneren Wandel organisierte ich es, weil die Menschen wirklich hungrig waren und Essen brauchten.

Aspekte des Lebens, die ich als selbstverständlich hingenommen hatte, weckten auf einmal mein Interesse und meine Freude. Meine Fähigkeit, zufrieden zu sein mit meinem Leben, nahm zu. Kurz, mein gewöhnlicher Alltag wurde allmählich außergewöhnlich. Die Ironie an der Sache ist, daß ich, obwohl ich nicht länger das Gefühl hatte, panisch hin und her zu hetzen, produktiver wurde als jemals zuvor. Ich konnte mehr in kürzerer Zeit erledigen. Ich ließ mich seltener durch meine verrückten Gedanken und Sorgen ablenken, erschloß brachliegende Quellen kreativer Energie. Ich begann mit dem Schreiben, was mir wie Ironie vorkam, weil es sehr viel Geduld erfordert, Geduld, die mir vor Roberts Tod völlig gefehlt hatte. Während ich vorher wie ein Rennwagen auf der Überholspur dahingeschossen war und keinen Blick für meine Umgebung hatte, fühlte ich mich jetzt wie ein Auto, das auf einer hübschen Landstraße dahintuckert, die Natur um mich herum aufnehmend und dennoch stetig auf mein Ziel zufahrend.

Nachdem ich Zugang zu einem besseren Leben gefunden hatte, war ich sehr daran interessiert, dies auch anderen Menschen zu ermöglichen. Ich wollte ihnen meine neue Sichtweise nahebringen, ohne daß sie dabei eine persönliche Tragödie oder Krise durchmachen mußten wie ich.

Kurz nach diesem bedeutenden Einschnitt in meinem Leben kam ich mit dem Material in Berührung, das Ihnen nun in diesem Buch vorgestellt werden soll. In meinem Kopf entzündete sich ein noch helleres Licht.

Fast unmittelbar nahm auch mein Verständnis zu, und zum erstenmal konnte ich in Worte fassen, womit ich durch einen tragischen Vorfall in Berührung gekommen war. Die sogenannte Verstandespsychologie gab mir den Rahmen, die tiefen Erfahrungen zu verstehen, die ich gemacht hatte.

Beim Lesen dieses Buches – und in Ihrem Leben selbst – werden Sie lernen, daß fast alle Menschen tagtäglich Erkenntnisse dieser Art haben, ihren Wert für ein Leben in geistiger Gesundheit jedoch nicht erkennen oder würdigen können. Nach meiner Erfahrung wurde alles klarer und das Leben leichter. Damals lernte ich Joe Bailey, den Mitautor des vorliegenden Titels, kennen, und miteinander erforschten wir Lebensbereiche, die sich zuvor unserem Bewußtsein verschlossen hatten, und öffneten uns ihnen.

Im Laufe der Jahre habe ich erkannt, daß es nicht nur möglich, sondern sogar relativ einfach ist, in einem langsameren, überschaubaren Tempo zu leben, einem Tempo, in dem wir nicht nur in unseren Leistungen und Zielsetzungen erfolgreich sind, sondern auch jede Minute unseres Lebens genießen.

Als Joe und ich uns kennenlernten, fühlten wir sofort eine Verbundenheit, die sich zu einer lebenslangen Freundschaft entwickelte. Wie Sie beim Lesen dieser Seiten wahrscheinlich bemerkt haben, haben wir viele Gemeinsamkeiten. Wir lebten beide früher in Hektik und wußten nicht, was wir dagegen tun sollten. Zum Glück für uns hat unsere Freundschaft, je besser wir das Leben verstanden, ebenfalls an Stärke gewonnen. Wenn wir auf unser Leben zurückblicken, müssen wir manchmal schmunzeln. Heute ist unser Wunsch nach einem lebenswerten Leben ebenso echt wie damals unsere hektische Verrücktheit. Es war wohl nur eine Frage der Zeit, bis wir unsere Köpfe zusammensteckten, um gemeinsam zu erarbeiten, wie man das Tempo verlangsamen, hinunterschalten konnte zum Rhythmus des Lebens.

Im letzten Sommer waren wir beide in Cambridge, Massachusetts, um am Jahrestreffen der Verstandespsychologen teilzunehmen. Als wir so über unser eigenes Leben und das Wahnsinnstempo der Welt, in der wir leben, nachdachten, wurde uns klar, daß es sich lohnen würde, ein Buch über das freudvolle Leben im Hier und Jetzt zu schreiben. Beim Abendessen erinnerte sich Joe an einen früheren Patienten. Joe hatte ihn einmal gefragt: »In welcher Weise hat Ihre Therapie Ihnen denn geholfen?« Der Patient schwieg kurz und antwortete dann spontan: »Ich denke, ich habe gelernt, hinunterzuschalten zum Rhythmus des Lebens. Ich habe gelernt, mich nicht aufzuregen.« Wir wußten beide, daß dies die Botschaft war, die wir in diesem Buch vermitteln wollen.

Wenn Sie dieses Buch zu lesen beginnen, mag Ihnen manches zunächst zu simpel, unrealistisch oder gar überoptimistisch erscheinen. Lassen Sie sich dadurch nicht entmutigen! So dachten wir selbst auch einmal. Für uns war das Leben komplex und überfordernd; ein Leben in Streß schien angesichts des Zustands unserer Welt völlig normal, ja sogar gesund. Seien Sie jedoch geduldig und lesen Sie weiter. Entdecken Sie selbst, daß das Leben Freude machen kann, daß es einfacher ist, als Sie glauben, und daß es sich tatsächlich zu einem überaus gesunden Tempo verlangsamen kann. Es ist unser tiefer Wunsch, daß auch Sie es schaffen, hinunterzuschalten zum Rhythmus des Lebens, sich nicht aufzuregen. Dann wird Ihr Leben sich in vielerlei Hinsicht verbessern.

Einführung

Trotz unserer Bemühungen, unsere Zeit besser zu nutzen, und trotz aller zeitsparenden Erfindungen, die uns das Leben erleichtern sollen, scheint unser Dasein oft bis zum Rand gefüllt. Wir stopfen unseren Tag mit Aktivitäten voll, von denen jede einzelne uns schrecklich wichtig und absolut notwendig erscheint. Wir verplanen buchstäblich jede Minute am Tag. Wir sagen, wir wünschen uns mehr Zeit der Muße, doch nur wenige schaffen es, auch nur einen Augenblick lang stillzusitzen.

Wie unsere Computer tun wir geschickt drei oder vier Dinge gleichzeitig, und nichts darf dabei schiefgehen. Gott bewahre, daß das Autotelefon auf dem Weg zum Büro kaputtgeht. Dann könnten Sie ja Ihr Büro nicht mehr in Kenntnis setzen, daß das Schriftstück, das Sie per Autofax geschickt haben, bereits unterwegs ist.

Den meisten Menschen verursachen zeitsparende Einrichtungen, wie Computer, Faxe, Voice Mail, Online-Services oder schnelle Modems, Übernachtzustellung, tatsächlich mehr Streß, als sie verhindern. Wir sparen Zeit, indem wir einen zehnminütigen Anruf vom Autotelefon aus erledigen, anstatt zu Hause nach dem Abendessen zu telefonieren. Doch dann erledigen wir nach dem Essen einfach ein anderes Telefonat und verlieren auf diese Weise wieder die Zeit, die wir so mühsam eingespart hatten. Anstatt dieselben Aufgaben schneller zu erledigen, setzen wir uns höhere Ziele, treiben uns ständig dazu an, noch mehr in weniger Zeit zu tun, und geraten so immer mehr in Rückstand. Wo ist dann die Zeit geblieben, die wir eingespart haben? Wann bekommen wir sie zurück? Wann werden wir unser Leben endlich genießen? Ist das nicht der eigentliche Grund, warum wir das alles tun?

Leider besteht das Problem nicht nur in der falschen Anwendung von zeitsparenden Einrichtungen. Das Gefühl der Hetze durchzieht unser gesamtes Leben. Wir messen unseren Erfolg an unserer Effizienz und der Fähigkeit, alles meistern zu können. Wir messen die Gesundheit unserer Ökonomie am Produktivitätswachstum. Viele von uns indoktrinieren unbewußt sogar die eigenen Kinder mit derselben Soviel-wie-möglich-Mentalität. Schon ganz kleine Kinder lernen nicht nur Lesen und Schreiben, sondern spielen Tennis und Fußball, gehen zum Schwimmen, lernen ein Instrument, machen Ballett und Gymnastik – oft pausenlos, eine Stunde nach der anderen.

Wenn Sie hinunterschalten zum Rhythmus des Lebens, verändert sich Ihre Sichtweise der Welt, sie wird gesünder und einfacher. Sie werden intelligenter und umsichtiger arbeiten als zuvor. Ihnen wird klar, daß vieles von dem, was Sie vorher für so überaus wichtig gehalten haben, in Wahrheit unnötig ist und verschoben, delegiert oder gar ignoriert werden kann. Im Rhythmus des Lebens zu leben hilft uns, effektivere und freudvollere Prioritäten zu setzen. Statt damit zu warten, das Leben zu genießen, bis alles erledigt ist (was nie der Fall ist), lernen wir, uns nicht nur auf das Ziel zu freuen, sondern schon die Reise zu genießen.

Dies Buch zeigt, wie man das Lebenstempo drosselt und lernt, im Hier und Jetzt zu leben. Wir wollen Sie jedoch nicht bitten, Ihr Leben radikal zu verändern. Sie müssen nicht aufs Land oder in eine Kleinstadt in einem anderen Teil des Landes ziehen. Sie brauchen Ihre Stelle nicht aufzugeben und den Beruf nicht wechseln. Sie müssen nicht aufhören fernzusehen, sämtliche gesellschaftlichen Verabredungen absagen oder nach Indien reisen. Wir werden Sie nicht einmal bitten, eine Pille zu schlucken oder keinen Kaffee mehr zu trinken!

Die meisten Menschen, die versuchen, zum Rhythmus des Lebens hinunterzuschalten, zäumen das Pferd sprichwörtlich von hinten auf. Sie ändern auf dramatische, oft kostspielige Weise ihr Leben und sind dann aus zwei Gründen tief enttäuscht vom Ergebnis. Erstens, ihnen gefallen die getroffenen Veränderungen nicht. Menschen, die an ein turbulentes Leben gewöhnt sind, entdecken schnell, daß ein geruhsameres Leben auf dem Land sie schier um den Verstand bringt. Ihr gewohnt hektisches Denken läßt nicht zu, daß sie sich an diese äußerlichen Veränderungen gewöhnen. Zweitens, eine radikale äußerliche Änderung des Lebens bewirkt im Grunde nicht viel, weil Sie immer noch so denken werden wie zuvor. Wenn Sie ein gehetzter, hektischer Mensch in der Stadt waren, dann werden Sie auch auf dem Land ein hektischer, gehetzter Mensch bleiben.

Dieses Buch will Ihnen zeigen, wie Sie von innen heraus zum richtigen Tempo finden. Sie werden die Welt weiser betrachten lernen und nicht nur die äußeren Umstände Ihres Lebens oberflächlich umorganisieren. Sie werden entdecken, wie Lebensqualität in uns selbst geschaffen und uns nicht durch äußere Bedingungen aufgezwungen wird. Natürlich kann es sein, daß Sie anschließend, wenn Sie in einer ruhigeren inneren Verfassung leben, noch immer einige Änderungen Ihrer Lebensumstände vornehmen wollen. Doch dann können Sie sicher sein, daß Sie diese Veränderungen genießen werden, weil die Entscheidungen aus einem intelligenten Verständnis für das Leben heraus getroffen wurden und nicht nur ein weiteres Mittel zum Überleben in einer hektischen Welt sind.

Die Methode des Hinunterschaltens zum Rhythmus des Lebens in diesem Buch basiert auf Prinzipien, die unter dem Begriff »Verstandespsychologie« bekannt sind. Sie gehen auf Syd Banks zurück und wurden von Dr. Roger Mills und Dr. George Pransky zu einer psychologischen Theorie zusammengefaßt.*

Die Verstandespsychologie wird von einer zunehmenden Zahl von Therapeuten, Ärzten und Pädagogen in aller Welt angewandt – mit spektakulären Ergebnissen. Diese Ideen sind einfach und doch profund, ja revolutionär. Heruntergekommene Sozialsiedlungen in Innenstädten werden verwandelt, gestreßte Mütter lernen, entspannt mit ihren Kindern umzugehen, und Vorstandsvorsitzende von Riesenkonzernen leiten ihre Firmen im Rhythmus des Lebens mit weitaus mehr Gelassenheit und Produktivität.

Was Sie hier lernen werden, baut auf den Prinzipien der Verstandespsychologie auf und soll Sie vom Tempo unserer gehetzten Welt befreien.**

Ehe wir uns diese Prinzipien aneigneten, erging es uns wie vielen anderen auch. Unsere Innenwelt, unsere Gedanken und Empfindungen, war

* Wer daran interessiert ist, mehr über die Verstandespsychologie, die *Psychology of Mind*, zu lernen, kann an eine der hinten im Buch angeführten Adressen schreiben.

** Es finden sich neben unseren eigenen auf der Verstandespsychologie basierenden Büchern, »The Serenity Principle« (Joseph Bailey) und »You Can Feel Good Again« (Richard Carlson), mehrere ausgezeichnete Werke auf dem Markt, darunter der bedeutendste Titel zu diesem Thema: »The Renaissance of Psychology« von Dr. George Pransky.

erfüllt von Sorge, Angst, Druck und dem Gefühl, den Problemen des Alltags nicht gewachsen zu sein. Wir litten unter Magenschmerzen, Kopfschmerzen, Rückenschmerzen und anderen Symptomen unserer streßerfüllten Welt. Wir waren überzeugt, daß wir, wenn wir nur ein wenig härter, schneller oder effizienter arbeiteten, den Rückstand aufholen und uns endlich würden entspannen können. Wie so viele Menschen lebten wir in ständiger Vorfreude auf den Feierabend, das kommende Wochenende, den nächsten Urlaub; wir träumten sogar davon, alles einfach hinzuschmeißen und in der Welt herumzureisen. Wir malten uns eine illusorische Zeit des Friedens in der Zukunft aus, die sich jedoch nie einstellte.

Irgendwann wurde uns klar, daß die Welt unseren Wünschen nie Folge leisten würde, indem sie ihre Forderungen senkt. Wir lernten beide, daß unser Gefühl von Streß nicht das Ergebnis unserer Lebensumstände, unserer Hetze, war, sondern auf unsere gewohnte Sichtweise des Lebens zurückzuführen war. Wir lernten, daß wir unsere innere Welt – unsere Gefühle, unseren Streßpegel, ja sogar das Tempo unseres Lebens – ändern konnten, indem wir uns einer Denkweise bedienten, die das Leben einfacher, leichter und auch sehr viel freudvoller gestaltete. Selbst viele Jahre später entdecken wir immer wieder die weitreichenden praktischen Auswirkungen jener ersten Erkenntnis auf unser Leben sowie auf das Tausender von Patienten, in deren Leben wir etwas verändert haben.

Als Vertreter dieser Psychologie haben wir viele Jahre damit verbracht, die in diesem Buch beschriebenen Prinzipien zu lehren. Dadurch haben viele Menschen in aller Welt gelernt, die Herrschaft über ihr Leben zu ergreifen, anstatt sich als Opfer zu fühlen. Wenn Sie diesen Titel mit wachem Verstand lesen, werden Sie lernen:

- das Lebenstempo zu drosseln und jeden Augenblick zu genießen;
- daß mit der Drosselung des Lebenstempos keine tiefgreifenden Veränderungen in Ihrem Lebensstil einherzugehen brauchen;
- daß Ihre Produktivität – im Gegensatz zur landläufigen Meinung – tatsächlich zunehmen wird, wenn Sie hinunterschalten zum Rhythmus des Lebens;
- daß die Gewohnheiten, Ansichten, Verhaltensweisen und Stimmungen anderer Menschen keinen Einfluß auf Ihren Tag oder das Tempo Ihres Lebens zu haben brauchen;
- daß Sie, selbst wenn Ihre Mitmenschen und Arbeitskollegen gehetzt und gestreßt sind, inmitten des Sturms Ruhe bewahren können;
- daß Sie weitaus besser auf das Unerwartete vorbereitet sind, wenn Sie hinunterschalten zum Hier und Jetzt;
- daß gewöhnliche Ereignisse ganz außergewöhnlich sein können;
- daß man sogar die schlimmsten Umstände und Ereignisse des Lebens nicht allzu ernst zu nehmen braucht;
- daß die beste Vorbereitung für die Zukunft darin besteht, aktiv und bewußt in der Gegenwart zu leben;
- daß Sie die Befriedigung finden können, nach der Sie immer gestrebt haben;
- und schließlich, daß Sie glücklich sein können!

Indem Sie dieses Buch zur Hand genommen haben, ist schon der erste Schritt auf dem Weg zu einem neuen Leben getan. Seien Sie aufgeschlossen gegenüber den hier beschriebenen Ideen. Schauen Sie, ob die Ideen auf einer intuitiven, nichtanalytischen Ebene etwas in Ihrem gesunden Menschenverstand ansprechen, aber versuchen Sie nicht, diese

Informationen mit aller Kraft in Ihr bereits vorhandenes intellektuelles Schema zu pressen. Wenn Sie die Informationen dieses Titels in sich aufnehmen und sich zu Herzen nehmen können, werden Sie sofort spüren, wie Sie in ein gemäßigteres Tempo schalten. Dazu bedarf es keiner großen Anstrengungen. Dies ist kein Ratgeber im Sinn von »Hundert Wege zur Drosselung Ihres Lebenstempos«. Sie werden schon bald merken, daß wir keine Listen liefern mit Vorschlägen, wie man seinen Terminkalender ausdünnt oder seine Zeit effektiver einteilt mit Dingen, die zu tun, Übungen, die zu absolvieren sind. Nein, das Gefühl des Verlangsamens soll eine qualitative Erfahrung sein, die aus dem Innern kommt, eine Sichtweise des Lebens, die auf einem neuen Verständnis basiert. Nach der Lektüre dieses Buches werden Sie vielleicht – wie schon so viele vor Ihnen – entdecken, daß die meisten Versuche, das Leben von außen zu verlangsamen, bestenfalls an der Oberfläche wirken. Sie machen das Dasein kurzfristig leichter, sind Ferien von der Wirklichkeit, aber keine dauerhafte Veränderung Ihrer Sicht des Lebens.

Bei der Lektüre des Buches werden Sie die zwingende Logik seiner Botschaft und die offensichtliche Wahrheit seiner Prinzipien erkennen. Nehmen Sie sich die Zeit, beim Lesen jeden Augenblick bewußt in sich aufzunehmen, dann werden Sie entdecken, daß das Leben nie wieder einen großen Notfall darstellen muß. Drosseln Sie das Tempo Ihres Lebens und haben Sie Spaß. Regen Sie sich nicht mehr auf!

1.

Zurück zum Rhythmus des Lebens

Als Kinder waren wir voller Lebensfreude, spielten oder tollten den ganzen Tag mit unseren Freunden herum. Wir wandten uns mit nie versiegender Begeisterung ständig neuen Aktivitäten zu. Versteckspiele boten die Gelegenheit zu unbegrenzter Phantasie, Erkundung und Neugier. Uns schien das, was wir gerade taten, nie langweilig zu werden. Die meiste Zeit war unsere Kindheit geprägt von positiven Gefühlen – Freude, Lachen, Neugier, Staunen, Selbstvertrauen und Abenteuerlust. Wir hatten noch nicht gelernt, uns zu sorgen, jemandem böse zu sein oder Vergangenes zu bedauern.

Die meisten Kinder sind frei von Streß, voller Verwunderung und Neugier, und leiden selten unter Langeweile. Viele verfügen über ungeheure Energien, lieben bedingungslos und scheinen grenzenloses Vertrauen zu haben sowie eine unschuldige Lebenseinstellung, um die viele Erwachsene sie beneiden. Diese unverdorbenen Kinder leben aus einer mentalen Verfassung heraus, die wir Vertreter der Verstandespsychologie gerne als geistige Gesundheit bezeichnen. Sie leben ganz natürlich im Hier und Jetzt.

Auch wir Erwachsenen haben noch die Fähigkeit zu geistiger Gesundheit, doch sind wir so in die Geschäftigkeit der westlichen Kultur integriert, daß aus vielen von uns ernste, analysierende, gestreßte, unter

Depressionen leidende, phantasielose Erwachsene wurden. Seit unserem fünften oder sechsten Lebensjahr nimmt unsere geistige Gesundheit beständig ab. Dieser Niedergang scheint mit der Neigung einherzugehen, mit zunehmendem Alter vermehrt das rationale, analytische Denken und immer weniger das kreative und spontane Denken einzusetzen. Wie Sie sehen werden, ist es nicht nur unnötig, sondern in Wirklichkeit sogar unnatürlich für den Menschen, seine geistige Gesundheit zu verlieren. Es wird dies nur möglich aufgrund eines fehlenden Verständnisses für unsere psychischen Vorgänge. Wenn jemand weiß, wie sich diese natürliche geistige Gesundheit und die Fähigkeit, im Jetzt zu leben, erhalten läßt, dann bezeichnen die Vertreter der Verstandespsychologie dies gewöhnlich als innere Weisheit oder Reife.

Geistige Gesundheit, das Werkzeug des Verstands

Geistige Gesundheit ist uns von Natur aus mitgegeben, genauso wie unser Körper weiß, wie er eine Schnittwunde oder einen gebrochenen Knochen heilt. Geistige Gesundheit läßt sich nicht erlernen, sondern nur reaktivieren. Es ist wie beim Immunsystem des Körpers, das durch Streß oder unzulängliche Nahrung bzw. fehlende Bewegung zwar geschwächt werden kann, uns aber trotzdem nie abhanden kommt. Wenn wir den Wert geistiger Gesundheit nicht erkennen und nicht wissen, wie wir Zugang zu ihr finden sollen, wird sie uns stets fremd bleiben. Unsere geistige Gesundheit verschwindet nicht einfach; wie die Sonne, vor die sich eine Wolke geschoben hat, kann sie sich vorübergehend unserem Blick entziehen, doch sie läßt sich im Nu wiederfinden.

Geistige Gesundheit ist der Samen, der sie Selbstachtung enthält – das Vertrauen in sich selbst und in das, was einem der gesunde Menschenverstand sagt. Sie sorgt dafür, daß wir auf dem Teppich bleiben, gibt uns die Fähigkeit, uns nicht allzu ernst zu nehmen, über uns zu lachen, uns nicht als Mittelpunkt des Universums zu sehen und darauf zu vertrauen, daß schon alles seinen richtigen Weg gehen wird. Sie ist eine Art angeborener Optimismus. Geistige Gesundheit läßt uns anderen Menschen mit Mitgefühl begegnen, wenn sie Probleme haben, mit Freundlichkeit, wenn sie Schmerzen leiden, und mit bedingungsloser Liebe, die völlig unabhängig ist von dem, woran sie glauben, wie sie sich verhalten oder welcher Religion oder Nationalität sie angehören. Geistige Gesundheit ist die Quelle der Kreativität, mit der wir Probleme lösen, Konflikte beilegen, unsere Umgebung verschönern, unseren Haushalt führen, im Beruf kreative Ideen einbringen oder etwas erfinden, was uns das Leben erleichtert. Sie verleiht uns Geduld gegenüber uns selbst und gegenüber anderen, beispielsweise Geduld beim Autofahren, beim Angeln, bei Reparaturen oder bei der Kindererziehung. Sie läßt uns die Schönheit, die uns in der Natur, der Kultur, im Fluß unseres täglichen Lebens umgibt, jeden Augenblick erkennen.

Obwohl geistige Gesundheit als Allheilmittel in unserem Leben wirkt, ist sie doch etwas völlig Normales. Wenn wir einmal über unser Leben nachdenken, erkennen wir, daß sie stets da war, um uns bei schwierigen Entscheidungen zu helfen. Sie war uns auch in den banalsten Lebenssituationen behilflich, zwischen richtig und falsch, gut und schlecht, Freund und Feind zu unterscheiden. Geistige Gesundheit wird gerne auch als Gewissen, Instinkt, Klugheit, gesunder Menschenverstand oder innere Stimme beziehungsweise Weisheit bezeichnet. Wir sehen sie ganz einfach als ein gesundes, hilfreiches Fließen des intelligenten Denkens. Bei der Lektüre dieses Buches werden Sie verstehen, wie das Wissen, daß geistige Gesundheit ständig verfügbar ist, sowie die Erkenntnis, daß man ihr auch vertrauen kann, es uns gestattet, unser Lebenstempo zu drosseln und im Hier und Jetzt ein glückliches Leben zu führen.

Sechs Gründe, warum es wichtig ist, zurückzufinden zum Rhythmus des Lebens

- Senkung von Streß;
- Verbesserung der körperlichen Gesundheit;
- Bewußtere, engere und liebevollere Beziehungen;
- Erhöhtes Wahrnehmungsvermögen und der Genuß der natürlichen Schönheit um uns herum;
- Mehr innere Ruhe und Gelassenheit;
- Deutliche Verbesserung der Fähigkeit, produktiv und kreativ zu sein und sich voll und ganz auf etwas zu konzentrieren.

Seine angeborenen Talente zur Entfaltung bringen

Geistige Gesundheit ist eine angeborene Eigenschaft, die in sich vollkommen ist. Sie ist das menschliche Potential für eine gesunde psychische Funktionsfähigkeit – Selbstachtung, Kreativität, Einsicht, innere Weisheit, bedingungslose Liebe, gesunde Beziehungen, Motivation, Humor, Problemlösung, Optimismus und viele andere Tugenden mehr. Sie liegt in jedem Menschen in ihrer vollkommenen Form verborgen und wartet nur darauf, freigesetzt zu werden.

Wir können uns die angeborene geistige Gesundheit als eine Art Hundert-Watt-Glühbirne vorstellen, die ununterbrochen strahlt. Das Licht, das wir in unserem Leben sehen, wird durch die Öffnung unseres dem Jetzt verbundenen Denkens bestimmt. Wir mögen den größten Teil der

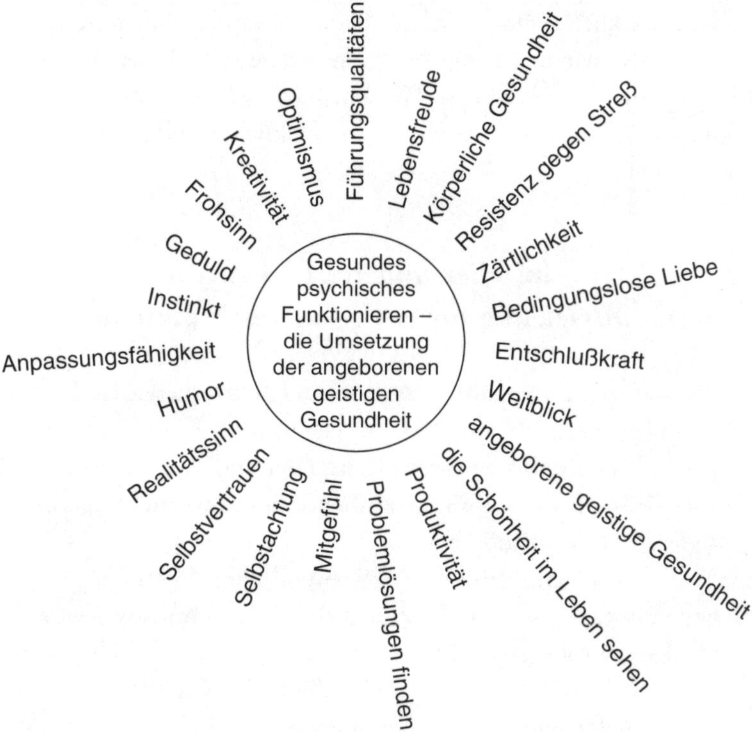

Zeit in völliger Dunkelheit verbringen und nur vorübergehend einmal kurz einen Blick auf dieses Licht erhaschen. Wir bezeichnen dieses kurze Aufleuchten dann als eine Einsicht, ein Hochgefühl oder einen Augenblick des Glücks. Je besser wir jedoch verstehen, wie unser Verstand und unser Leben funktionieren, desto mehr weitet sich diese Öffnung und läßt das Licht unserer angeborenen geistigen Gesundheit hervorbrechen. Diese geistige Gesundheit wird zwar je nach Stimmungslage schwanken, doch die Lichtquelle, die wir sehen, bleibt beständig. Mit zunehmender Reife erkennen wir mehr und mehr von dieser angeborenen geistigen Gesundheit in unserem Leben. Die Macht dieser geistigen Gesundheit ermöglicht es dann dem Menschen, ein glückliches und produktives Leben zu führen.

Im Hier und Jetzt leben, die Voraussetzung für ein gesundes Funktionieren

Die Voraussetzung für gesundes psychisches Funktionieren ist das Leben im Hier und Jetzt. Doch was ist damit eigentlich gemeint? Wir alle haben schon oft die Erfahrung gemacht, im Hier und Jetzt zu leben – während einer Krise, wenn uns die Schönheit eines Sonnenuntergangs oder eines anderen Naturphänomens beeindruckt hat, wenn wir uns verliebt haben, beim Duschen, Musikhören, während eines fesselnden Vortrags. In diesen Momenten scheint die Zeit stillzustehen und das Gewirr unserer Gedanken vorübergehend zur Ruhe zu kommen. Wir sehen das Leben unmittelbar, weil wir in einen gemäßigteren Rhythmus des Lebens hinuntergeschaltet haben. Diese seltenen Augenblicke vermögen unse-

ren Streßpegel zu senken, uns Hoffnung zu geben und mit Freude und erhebenden Gedanken zu erfüllen.
Um diese anscheinend willkürlichen Augenblicke zu einem normalen Bestandteil unseres täglichen Lebens zu machen, müssen wir erkennen, daß unsere Erlebnisse und Erfahrungen mit unserem Denken unmittelbar verknüpft sind. Unsere Gedanken können entweder gesund oder ungesund sein, ein Thema, auf das wir später noch weiter eingehen wollen. Diesen Unterschied zwischen gesundem und ungesundem Denken zu erkennen ist für unsere geistige Gesundheit unabdingbar.

Gedanken als Schöpfer dessen, was man erlebt

Das Denken ist die Macht, welche die menschliche Erfahrung formt – die ultimative Kraft, die unser Leben bestimmt, formt und transformiert. Wir gestalten unsere Lebenserfahrung mit Hilfe unseres Denkens. Wir können nichts erleben, ohne dabei zu denken. Es ist, als sei das Denken die Tinte im Federhalter unseres Lebens, und wir sind die Illustratoren. Was wir denken, wird zu unseren Gefühlen, Wahrnehmungen, Empfindungen, Entscheidungen, zu unserem Verhalten. Es beeinflußt außerdem die Reaktionen anderer Menschen auf uns sowie unsere Interpretation dieser Reaktionen. Ohne Denken gäbe es keine Erfahrungen. Im Wald mag ein Baum umstürzen, aber wir als lebendige, bewußte Wesen müssen diesen Vorgang miterleben. Was nicht heißen soll, daß unser Denken die Außenwelt in irgendeiner absoluten Weise bestimmt – der Baum stürzt um, auch wenn wir es nicht miterleben –, aber unser Denken gestaltet doch unsere Erfahrung des Vorfalls.

Es ist nicht möglich, ein negatives Gefühl zu empfinden, ohne zunächst einen entsprechend negativen Gedanken gehabt zu haben. Ja, unser Denken gestaltet *immer und überall* die Wirklichkeit, wie wir sie wahrnehmen. Wenn wir uns, zum Beispiel, durch die Forderungen, die das Leben an uns stellt, überfordert fühlen, laufen unsere Gedanken mit dieser Einstellung parallel. Wenn wir ungeduldig sind, denken wir ungeduldige Gedanken: »Wann wird er mich in dieser Sache zurückpfeifen?« Wenn wir gestreßt sind, denken wir stressige Gedanken: »Ich hasse meinen Vorgesetzten. Er stellt einfach unverschämte Anforderungen. Hält er mich für einen Übermenschen?«

Derartige Gedanken können uns jederzeit unsere geistige Gesundheit rauben. Und weil wir davon ausgehen, daß äußere Umstände unsere Gefühle prägen, versuchen viele von uns, ihre geistige Gesundheit wiederherzustellen, indem sie diese Umstände ändern – ein Beruhigungsmittel nehmen, um zu entspannen, ein weiteres technisches Gerät zum Zeitsparen kaufen, den Beruf wechseln oder schlichtweg einen Wutanfall bekommen. Wenn wir also der Annahme sind, daß unsere Gefühle von äußeren Mächten bestimmt werden, ist es nur folgerichtig, daß wir auch mit etwas Äußerlichem darauf reagieren. Je mehr wir jedoch unsere psychische Erfahrungswelt verstehen lernen, desto besser erkennen wir, daß sich die eigentliche Quelle unserer Erfahrung stets in unserem Denken befindet. Und dann können wir anfangen, wieder Macht über unser Leben zu gewinnen.

Wie und was wir denken, sind die einzigen Determinanten unserer Erfahrung. Es sind unsere Denkprozesse, die unabhängig von dem, was wir gerade erleben, was wir durchmachen oder mit welchen Umständen wir konfrontiert werden, unsere Erfahrung dieses Vorfalls gestalten. Wenn

Sie sich, zum Beispiel, in einem Stau befinden, können Sie denken: »Dieser Verkehr ist ja unglaublich! Warum werden nicht mehr Durchgangsstraßen gebaut? Ich sollte wirklich diese Stadt verlassen, dorthin ziehen, wo das Leben noch normaler ist. Aber das geht ja leider nicht. Ich komme hier nicht weg wegen meiner Hypothek und all der anderen Verpflichtungen. Ich hasse diesen Verkehr!« Oder Sie könnten eine völlig andere Erfahrung machen: »Ach, wie schön, sich einmal zurückzulehnen und einen Augenblick der Ruhe und Muße zu genießen. Ich bin die ganze Woche über entsetzlich beschäftigt gewesen. Ich entspanne mich jetzt einfach und höre mir im Radio gute Musik an.« Der Verkehr ist der gleiche, die Zeit, die Sie zur Arbeit brauchen, ist die gleiche; nur Ihr Erleben dieser Situation ist verschieden, und diese Erfahrung wird eben durch Ihre Wahrnehmung bestimmt. Im zweiten Beispiel haben Sie in den Rhythmus des Lebens hinuntergeschaltet, sich nicht weiter aufgeregt. Selbst wenn Umstände und Schwierigkeiten ganz unterschiedlich gravierend sein können, ist das mentale Dynamit, mit dem wir hier befaßt sind, doch stets dasselbe. Mit anderen Worten: Obwohl es viele Probleme gibt, die weitaus ernster sind als ein Verkehrsstau, wird unsere Reaktion doch immer von unserer Denkweise und Wahrnehmung bestimmt.

Wir wollen damit nicht behaupten, daß das Denken sich zwischen uns und das Leben stellt. Wir sagen nur, daß das Denken und unser Leben eines sind. Gefühl ist Denken. Empfindung ist Denken. Wahrnehmung ist Denken. Selbst Bewußtsein ist Denken. Ohne Denken gäbe es keine Erfahrung. Waren Sie schon einmal so in eine Arbeit vertieft, daß Sie gar nicht bemerkten, wie hungrig Sie waren? Erst wenn jemand fragt: »Hast du eigentlich schon was gegessen?«, wird Ihnen Ihr Hunger bewußt. Oder waren Sie schon einmal so von einem guten Film oder Buch gefesselt, daß Sie überhaupt nicht mehr an ein Problem dachten, mit dem Sie sich herumgeschlagen hatten? Wie wir einen Augenblick erfahren, ist unmittelbar mit unserem Denken in diesem Moment verknüpft. Ihr Problem mag ja eigentlich Ihre Aufmerksamkeit erfordern, aber wenn Sie nicht daran denken, werden Sie es gar nicht wahrnehmen.

Bewußtsein

Das Bewußtsein ist die Fähigkeit des Menschen, Gedanken real erscheinen zu lassen. Es ist die Special-Effects-Abteilung des Gehirns, die mit Hilfe der Sinne unsere gesamten Gedanken zu unserer Erfahrung der Realität im Hier und Jetzt umformt.

Was geschieht, wenn wir den Fernseher einschalten? Was Sie auf dem Bildschirm sehen, wird durch die Signale bestimmt, die Sie empfangen. Der Fernseher als solcher hat nichts mit der Programmwahl zu tun. Doch ohne Fernseher kann ein Signal nicht erfahren werden.

Das Bewußtsein ist wie ein Fernseher. Es bringt genau die Sendungen auf den Bildschirm, auf die es eingestellt wurde – einen Krimi, eine Show, eine Familienserie. Das, was der Fernseher sendet, hat also nicht im Gerät selbst seinen Ursprung. Der Fernseher überträgt nur, was auf seinem Bildschirm vorhanden ist.

Ähnlich dem Fernseher erweckt das Bewußtsein Gedanken (Sendungen) zum Leben. Alles, was wir wahrnehmen (Klänge, Anblicke, Gerüche, Geschmacksnoten und Materialien), erscheint über die Sinne. Wir gehen ganz in einer Fernsehsendung auf, und sie wird Realität.

Denken + Bewußtsein = Erfahrung

Das Bewußtsein entscheidet nicht, welcher Gedanke als Realität betrachtet werden soll; es ist viel unpersönlicher. Das Bewußtsein dient unserem Denken lediglich dazu, ihn wirklich erscheinen zu lassen. Denken und Bewußtsein sind somit etwas Gleichzeitiges. Wird Ihnen beispielsweise während Ihrer negativen Erfahrung in einem Verkehrsstau bewußt, daß Ihre Verärgerung durch Ihre eigene Denkweise verursacht wird, kann sich Ihr Kopf klären und ein neuer Gedanke an die Stelle der alten treten. Sie können die Situation als Möglichkeit sehen, sich einfach zu entspannen, schöne Musik zu hören und einmal abzuschalten. So gelangen Sie zu einer völlig anderen, angenehmeren Erfahrung, und die Zeit vergeht schneller. Sie haben Ihr Denken durch diesen Akt der Bewußtmachung verändert und somit auch Ihr Erlebnis der Situation.

Haben wir erst einen Gedanken geformt, endet unsere Kontrolle über unsere Erfahrensweise. Das Bewußtsein ist der passive Diener des Denkens, der unsere Gedanken automatisch in ein Erlebnis transformiert. Die einzige Variable, die unserer Kontrolle unterliegt, ist unser Denken. Was bestimmt nun, welches Programm wir einstellen?

Erkennen der Gedanken

Wir alle verfügen über die Fähigkeit, abzuschalten und unser Denken zu erkennen – zu verstehen, daß das Denken keine absolute Wirklichkeit ist, sondern lediglich unsere Erfahrung der Wirklichkeit zu einem bestimmten Zeitpunkt. Dieser Vorgang des Bewußtmachens, der Gedankenerkennung, ist vielleicht unser wirkungsvollstes Instrument bei der Wiederherstellung unserer geistigen Gesundheit. Wenn wir uns klarmachen, daß unser Denken unser Erfahren prägt, können wir uns eher von bestimmten Denkweisen lösen. Dann werden wir sehen, daß wir die Auswahl unter vielen verschiedenen Programmen haben und nicht auf das angewiesen sind, das wir gerade erleben. Immer wenn ich einen Gedanken als negative Angewohnheit erkannt habe – zum Beispiel die Neigung, jemandem die Schuld zu geben oder wütend zu werden –, erlebe ich mit, wie ich eine Wirklichkeit schaffe, die einen negativen Einfluß auf meine Verfassung hat. Ich kann mich beispielsweise darüber ärgern, daß meine Mitarbeiterin nicht tut, was sie meiner Meinung nach gerade tun sollte. Im nächsten Augenblick erkenne ich dann, daß meine Verärgerung nur ein Gedanke ist. In diesem Moment verlagert sich mein Denken dann automatisch weg von der Verärgerung, und es wird von meiner Einsicht, meiner Reife und meiner Stimmung abhängen, welche Gedanken sich als nächstes einstellen. Wir werden auf diesen Mechanismus später noch näher eingehen.

Zwei Denkweisen

Das analytische Denken

Das Denken formt zwar die Erfahrung, doch kann das auf zwei Arten der Fall sein. Wenn Sie wissen, auf welche Weise Sie gerade denken, dann sind Sie auch in der Lage, psychisch gesund zu funktionieren. Die erste, das analytische Denken, ähnelt der Arbeitsweise eines Computers bei der Datenverarbeitung: bestehende Daten speichern und mit Situationen fertigwerden, die Lösungen erfordern, bei denen alle Variablen bekannt sind.* Hierfür verwenden wir die Begriffe verarbeitende Denkweise, analytisches Denken und Computerdenken. Die analytische Art zu denken erfüllt folgende Funktionen:

- Sie speichert Information (Gedächtnis);
- Sie analysiert Daten (ordnet sie, vergleicht sie mit schon vorhandenen Informationen und unterteilt sie in Überzeugungen, Begriffsgruppen und Ideen);
- Sie plant unser Leben (erstellt, auf Erinnerungen und Phantasien basierend, eine Simulation der Zukunft);
- Sie verarbeitet und beurteilt bestehende Daten in unserem Gedächtnis, um unser Leben zu organisieren und uns eine bessere Reaktionsweise auf Situationen zu ermöglichen;
- Sie erinnert sich an Information, die wir früher erfahren haben.

Diese analytische Denkweise ist für ein effektives Leben unverzichtbar. Sie gestattet uns, etwas zu lernen, von Sprachen bis hin zur Mathematik; mit ihrer Hilfe können wir einen Computer bedienen, Auto fahren und

* Im Laufe der Jahre haben Vertreter der Verstandespsychologie viele verschiedene Begriffe verwendet, um die beiden Denkweisen zu beschreiben (»freiflottierendes« Denken wurde auch »diffus«, »originell« und »mühelos« genannt oder als Empfangsmodus bezeichnet, während für analytisches Denken die Begriffe »Computermethode« oder »verarbeitendes Denken« verwendet wurden). Unserer Auffassung nach deckt keiner der Termini sämtliche Nuancen ab, und daher haben wir uns entschieden, mehrere Begriffe abwechselnd zu verwenden.

uns im Supermarkt zurechtfinden, ohne jeden Tag von neuem den Weg auskundschaften zu müssen. Wir können uns an unseren Namen und unseren Hochzeitstag erinnern und unzählige andere Aufgaben erledigen, die einfach wiederholt werden können, sobald sie einmal erlernt sind. Diese verarbeitende Methode ist nicht die einzige, mit der wir etwas lernen können, aber sie wird von den meisten Menschen angewandt, wenn sie sich eine neue Fertigkeit aneignen wollen; sie wird auch in den meisten Schulen gelehrt.

Der größte Vorteil der analytischen/verarbeitenden Denkweise besteht darin, daß sie, sobald alle Variablen bekannt sind und wir über die nötige Information verfügen, äußerst schnell und effizient ist. Wenn ich zum Beispiel herausfinden muß, wie lange es dauern wird, von einem Ort zum Flughafen zu gelangen, kann ich mit Hilfe der analytischen Methode Entfernung, Zeit und Verkehrsbedingungen abschätzen. Der Nachteil dieser Denkweise ist, daß wir, wenn uns einige Variablen fehlen, innerlich keine Ruhe finden; wir müssen ständig über das Problem nachdenken, kommen jedoch zu keinem Ergebnis und sind dadurch ausgelaugt, frustriert und gestreßt. Wenn ich beispielsweise nicht weiß, was ich in bezug auf eine schwierige Arbeitssituation unternehmen soll, kann ich das Problem immer wieder umwälzen, worunter dann andere Aufgaben, Beziehungen oder auch mein Schlaf leiden. In unserer schnellebigen Zeit haben die meisten von uns gelernt, sich fast ausschließlich dieser analytisch orientierten Denkweise zu bedienen. Die beständige Anwendung des verarbeitenden Denkens, wenn nicht alle Variablen bekannt sind, kann und wird jedoch zu Streß, Sorgen, Ängsten, Depression, einem Gefühl der Hetze und anderen negativen Empfindungen führen. Wird sie fälschlich eingesetzt, ist sie die Hauptursache für Streß, der

letztendlich psychische Störungen und Suchterkrankungen nach sich ziehen kann.
Vieles, was wir von der Außenwelt lernen, wird mit Hilfe des analytischen Denkens aufgenommen. Unsere Gewohnheiten, Werte, Fertigkeiten, Überzeugungen, Vorurteile, Erwartungen, Vorlieben, Abneigungen und Charaktereigenschaften werden nämlich alle über den Prozeß der Konditionierung und Sozialisierung vermittelt. Wir schneiden diese Ideen dann durch Analyse und Verarbeitung individuell auf uns selbst sowie auf bestimmte Situationen zu. Dieser intellektuelle Ansatz hat in unserer westlichen Kultur einen hohen Stellenwert – so hoch, daß wir darüber die andere Denkweise, nämlich die freiflottierende, oft vollkommen vernachlässigen.

Die freiflottierende Denkweise

Die andere Denkweise, die uns zur Verfügung steht, läßt sich mit einem Fluß vergleichen. Sie fließt beständig vor sich hin, bringt uns neue Informationen und Gedanken – einige aus der Erinnerung, andere aus der Kreativität. Wir bezeichnen diesen Ansatz als freiflottierende Denkweise, verwenden aber auch andere Begriffe: originelles Denken, kreative Intelligenz, reflektierende Denkweise und müheloses Denken. Vorrangiges Ziel ist es dabei, das Leben zu genießen, höchste Leistung und Effizienz zu zeigen und Probleme zu lösen, bei denen eine oder mehrere Variablen unbekannt sind. Die freiflottierende Denkweise gibt uns die Fähigkeit, neue Gedanken aufzugreifen – etwas, das wir zuvor überhaupt nie in Erwägung gezogen haben. Diese Art des Denkens wird gewöhnlich mit Begriffen wie Intuition, Kreativität, Inspiration, Weisheit, Einsicht,

Erkenntnis, plötzliche Eingebung oder göttliche Erleuchtung belegt. Sie kann sich Erinnerungen bedienen, tut dies aber auf eine neue, kreative Weise, die auf die jeweilige Situation zugeschnitten ist.

Im freiflottierenden Denken wird der Denkvorgang zu etwas Mühelosem. Es ist vollkommen augenblicksbezogen, reagiert auf das, was zu diesem Zeitpunkt geschieht oder vonnöten ist. Viele Menschen betrachten diese Methode gar nicht als eine Art des Denkens, doch da irren sie sich gewaltig! Berufssportler haben zum Beispiel, wenn sie auf dem Spielfeld stehen, in die freiflottierende Methode geschaltet. Ein Basketballspieler wird instinktiv und im richtigen Moment den Ball weitergeben oder auf den Korb zielen. Eine Vortragsrednerin ist im freiflottierenden Ansatz anregend, kreativ und geht auf das Publikum ein, zu dem sie gerade spricht. Autoren und Lehrer reden häufig davon, daß sie bei der Arbeit »gut drauf« sind – eine mühelose Geistesverfassung, bei der ständig passende Gedanken an die Oberfläche sprudeln. Spielende Kinder befinden sich oft in diesem Zustand. Wir können, wenn wir nur das Vertrauen haben, tatsächlich fast alles nach der freiflottierenden Methode machen. Sie gestattet uns, auf kreative und effiziente Weise Informationen zu benutzen, die wir in unserem Gedächtnis gespeichert haben.

Wenn wir uns »in Fluß« befinden, scheinen die Gedanken aus heiterem Himmel zu kommen. Das Denken erfolgt mühelos. Ja, bemühtes Denken würde unseren Gedankenstrom nur blockieren und uns geradewegs zurück zur analytischen Denkweise führen. Den meisten Menschen kommt die freiflottierende Denkweise entgegen, doch die wenigsten wissen, wie sie gezielt Zugang zu ihr finden können. Viele führen freiflottierendes Denken auf die Umstände zurück – die richtigen Menschen, der richtige Zeitpunkt, Magie, Glück und so weiter. Freiflottierendes Denken ist jedoch, wie Sie sehen werden, etwas ganz Natürliches. Deshalb verbringen Kinder den größten Teil ihrer Zeit mit originellem Denken – es ist nicht angelernt.

In einer Untersuchung wurde den Leuten kürzlich die Frage gestellt: »Wo und wann haben Sie Ihre kreativsten und/oder besten Ideen?« Die drei häufigsten Antworten waren: »unter der Dusche«, »im Urlaub« und »beim Auto fahren«. Dies sind genau die Gelegenheiten, bei denen wir wenig oder gar nichts tun, und paradoxerweise kommen uns dann die besten Einfälle. Der Grund: freiflottierendes Denken. Es ist eine andere Form von Intelligenz.

Wir wollen keineswegs sagen, daß die freiflottierende Denkweise gut und die analytische schlecht ist. Vielmehr geht es uns darum zu zeigen, daß wir lernen können, öfter im freiflottierenden Denken zu leben, als wir es derzeit tun. Und wir können lernen, analytisches Denken eher als Werkzeug zu benutzen, wenn es nötig ist, und es nicht zu unserer dominanten Denkweise zu machen.

Die freiflottierende Denkweise hat folgende Vorteile:

- Sie ist streßfrei;
- Sie ermüdet nicht;
- Sie ist ideal im Umgang mit etwas Neuem, wenn kreatives oder evolutionäres Denken gefragt ist;
- Sie gestattet uns, eine Höchstleistung an den Tag zu legen und dabei gleichzeitig auch Spaß zu haben;
- Sie ist etwas Natürliches.

Wir haben nicht nur mit Tausenden von ganz durchschnittlichen Personen gearbeitet, die sich mit allen erdenklichen Problemen konfrontiert sahen, sondern auch mit einer Reihe von Geschäftsleuten, die den Unterschied zwischen analytischem und freiflottierendem Denken bereits erlernt hatten. Diese Menschen bedienen sich in Sitzungen, in denen es um die Schaffung neuer Warengruppen geht, des freiflottierenden Denkens. Wenn es sich jedoch um etwas wie Etat oder Logistik handelt, schalten sie bewußt in die analytische Methode. Sobald sie dann bemerken, daß sie sich festgefahren haben, halten sie inne, machen den Kopf frei und versetzen sich wieder in die freiflottierende Denkweise. Das hilft ihnen, bei frischem, klarem Verstand zu bleiben und neue Kraft zu schöpfen.

Je vertrauter Sie mit diesen beiden Denkweisen sind, desto selbstverständlicher wird Ihnen dieses Zusammenspiel. Die folgende Geschichte ist ein Beispiel dafür. Sie wurde uns von Will Steger, dem berühmten Arktisforscher, erzählt:

Im März 1983 befand ich mich auf dem Weg von Fort Good Hope zu dem Dorf Arctic Red River am Mackenzie im kanadischen Nordwestterritorium. Ich war allein mit neun Hunden unterwegs und kämpfte mich bei fast minus fünfzig Grad durch tiefen Schnee vorwärts. Die Indianer hatten mir von einem Pfad berichtet, aber ich konnte ihn einfach nicht finden. Langsam gingen mir die Essensvorräte aus, und ich fing an, mir Sorgen zu machen. Die Sorge brachte mich um meinen Schlaf, und ohne Schlaf verlor ich an Energie. Die Lage war sehr ernst. Ich war gezwungen, über mich nachzudenken, und erkannte, daß meine Gedanken zu einem Instrument der Selbstzerstörung geworden waren. Meine Angst konnte mich tatsäch-

lich das Leben kosten. Ich hatte in Fort Good Hope einen Indianer kennengelernt, vor dem ich großen Respekt habe, und der hatte mir viele einfache Weisheiten gesagt. Er hatte mir empfohlen: »Hab keine Angst. Wenn dein Essen knapp wird, geh die Flußböschung hinauf, mach ein Feuer und wärm dich auf.« Er meinte, es sei wichtiger, Körper und Geist auszuruhen, als zu essen. Diese Gedanken beruhigten mich, und ich konnte mich entspannen und die Situation sogar ein wenig genießen. Ich sah mein Gepäck durch und warf, um das Gewicht zu reduzieren, alles weg, was nicht unbedingt notwendig war, einschließlich meiner teuren Fotoausrüstung. Vollkommen entspannt schlief ich wie ein Baby und erwachte erfrischt in Erwartung der neuen Herausforderungen.

Ich wanderte eine Woche lang weiter, zog die Spur für die Hunde und spannte mich oft selbst neben den Hunden in den Schlitten. Oft marschierte ich bis tief in die Nacht hinein und mußte dann im Dunkeln bei minus fünfzig Grad mein Lager aufschlagen. Sobald ich angehalten hatte, mußte ich das Licht der Laterne entzünden, denn nur so konnte ich auch meine einzige Wärmequelle, den Kocher, anzünden. Gelang mir das nicht, würde ich die Nacht wahrscheinlich nicht überleben. Doch mit klarem entspanntem Verstand freute ich mich sogar auf das Anzünden der Laterne. Es war ein logischer Vorgang [ordnungsgemäße Anwendung der analytischen Denkweise], der in einer Reihe von Schritten bestand, die alle durchdacht sein mußten. Ich erinnere mich noch deutlich an die Schönheit der Sterne über mir. Es war, als wäre ich der einzige Bewohner des gesamten Universums [freiflottierende Denkweise].

Tagsüber waren meine Gedanken ruhig, und ich nahm die Schönheit der Umgebung in mich auf. Die größte Gefahr drohte mir von sogenanntem Überlaufwasser, das von den Bergen herunterkommt und sich unter der isolierenden Schneeschicht auf dem Eis nahe dem Flußufer sammelt. Wenn man in so eine unter dem Schnee verborgene Wasserpfütze tritt, bedeutet das bei einer Solo-Expedition bei minus fünfzig Grad den sicheren Tod. Wer Jack Londons Erzählung »Feuermachen« gelesen hat, weiß, was mit so einem Mann passieren kann. Eine ganz leichte, fast unsichtbare graue Verfärbung der Oberfläche gilt jedoch als Warnzeichen. Ich hielt also ständig nach diesen Warnzeichen Ausschau, nicht durch Konzentration und Einengung meines Blickfelds, sondern indem ich entspannt die Schönheit der Landschaft in mich aufnahm. In diesem Zustand [freiflottierende Denkweise] erschien mir ein Überlauf als rotes blinkendes Licht, und ich ging einfach drumherum. Überläufe präsentierten sich mir in der weißen Welt, die mich umgab, als eine Art Disharmonie.

Einmal wurde mein Blick von etwas auf einer fernen Uferböschung gefangengenommen. Etwas stimmte dort nicht. Ich holte also mein Fernglas hervor, um herauszufinden, worum es sich handelte. Es war ein schwarzer Punkt. Wie konnte es einen schwarzen Fleck geben, ohne daß er unter vier Fuß Schnee begraben lag – außer er war erst kürzlich dorthin gelangt? Vielleicht ist es ja das Proviantlager eines indianischen Trappers, dachte ich. Wenn es neu dort angelegt worden war, mußte es einen Pfad geben. Ich brachte die Hunde zum Stehen und glitt auf Skiern voraus, um nachzusehen. Mein Blick war fest auf den schwarzen Gegenstand gerichtet. Er wurde größer und größer. Hoffnung regte sich in mir. Als ich die Böschung erreichte, konnte ich einen Kocher und einige Vorräte erkennen. Und da beging ich einen schweren Fehler. In meiner Erregung über diesen Fund rasten meine Gedanken mir voraus [falscher Gebrauch der verarbeitenden Denkweise – Zukunft], und ohne es zu merken, fuhr ich in einen Überlauf. Es fühlte sich an, als befände ich mich gegen meinen Willen in einem sich nach unten bewegenden Fahrstuhl. Meine Intuition wußte, was los war, und mein Körper reagierte sofort auf das hydraulische Gefühl des weichen Schnees, der durch meine Skier ins Wasser gedrückt wurde. Ich machte mit meinen Skiern also schnell ein paar Schritte zur Seite. Dieses Stampfen hielt mich an der Oberfläche, so daß ich festen Boden erreichte. Mein [analytisches] Denken setzte erst anschließend ein; Schweißperlen rannen mir von der Stirn, als ich meinen Fehler erkannte und analysierte. Das Proviantlager markierte tatsächlich den Pfad, den ich suchte. Ich erreichte schließlich doch Arctic Red. Aber erst, nachdem ich einen dreitägigen Sturm ohne Nahrungsaufnahme überstanden hatte.

Zugriff auf die beiden Denkweisen

Sicher ist Ihnen aufgefallen, daß die beiden beschriebenen Denkweisen sich ausschließen. Man verfährt entweder nach der einen oder nach der anderen Methode. Es ist wie bei einem Funksprechgerät: Entweder »redet« man, oder man »hört«; es gibt nichts dazwischen. Beim analytischen Denken haben Sie, da Analyse Konzentration und Anstrengung erfordert, das Gefühl zu denken. Indem Sie den Finger von der Taste am Funksprechgerät nehmen, Ihren Kopf freimachen, gehen Sie automatisch zum freiflottierenden Denken über; Ihre Gedanken fließen dann mühelos in intelligenter, wenngleich diffuser Weise hin und her.

Man kann es auch anders ausdrücken: Wenn Sie aktiv denken, verfahren Sie nach der analytischen Denkweise; wenn Sie passiv denken, verfahren Sie nach der freiflottierenden. Wenn Sie dem freien Fließen folgen, fühlt es sich an, als würden Sie überhaupt nicht denken. Das Denken scheint durch Sie hindurchzugehen. Freiflottierendes Denken bewegt sich auf natürliche Weise, bringt Ihnen ständig neue harmonische Gedanken.

Wenn Sie jedoch nach dem analytischen Prinzip verfahren, hat das Denken seinen Ursprung in Ihrem Erinnerungsvermögen.

Wie finden Sie nun Zugang zu diesen beiden Denkweisen? Uns ist die verarbeitende/analytische Denkweise vertrauter, weil man uns beigebracht hat, sie für bedeutender zu halten. Immer wenn wir uns bewußt sind, daß wir denken, verfahren wir also nach der analytischen Methode. Das kann sehr mühsam sein, so als würden wir uns mit aller Macht auf ein Thema stürzen. Streß entsteht, wenn wir diese Denkweise fälschlich oder zu lange anwenden. Wenn wir das Gefühl haben, »in unserem Kopf zu sein«, befinden wir uns in der analytischen Denkweise. Beispiele sind Auswendiglernen, den Weg herausfinden, wenn wir irgendwohin müssen, Verkaufsstrategien analysieren oder die Anleitung für ein neues Computerprogramm lesen. Um Zugriff auf das analytische Denken zu bekommen, müssen wir uns erinnern, analysieren, und unsere Gedanken konzentrieren – all dies erfordert gewisse Anstrengungen.

Um Zugang zur freiflottierenden Denkweise zu erhalten, müssen wir uns von diesem analytischen Ansatz zuerst mal lösen. Wir machen uns den Kopf frei. Das läßt sich mit dem Sich-Setzenlassen von Schlämmsand im Wasser vergleichen: Sie tun einfach gar nichts, und der Sand setzt sich automatisch ab. Sobald Sie etwas tun wollen, um diesen Prozeß zu beschleunigen, wird der Sand nur wieder aufgewühlt. Man kann es sich auch so vorstellen, daß man ein Problem zurückstellt, das heißt im Hinterkopf behält, aber nicht aktiv darüber nachdenkt, sondern vorübergehend scheinbar vergißt. Dann kann das freiflottierende Denken sich sei-

ner annehmen, während Sie Ihre Wohnung aufräumen oder im Garten arbeiten oder telefonieren.
Um Zugriff auf das originelle Denken zu bekommen, müssen wir davon ausgehen, daß es existiert, und auch seine Stärken erkennen. Außerdem müssen wir darauf vertrauen, daß es uns, sobald wir den Kopf frei haben, automatisch mit einem Strom von Gedanken versorgen wird – was auch der Fall ist. Es könnte uns Antworten geben, die wir nicht erwartet haben, aber diese werden weitaus besser und weiser sein als alle Gedanken, die wir im Kopf schon durchgespielt haben. Wie gesagt, freiflottierendes Denken eignet sich besser, eine unbekannte Lösung zu finden. Analytisches Denken kann nur auf Daten im Gedächtnis zurückgreifen. Indem wir uns von der analytischen Denkweise, die alles aktiv herauszufinden sucht, lösen, schaffen wir ein Vakuum, das von der freiflottierenden Denkweise gefüllt werden kann.

Etwas nicht wissen

Etwas nicht zu wissen und dies auch zuzugeben ist einer der Schlüssel, der die Tür zur kreativen Intelligenz öffnet. Und es gehört Bescheidenheit dazu, diese Tür zu öffnen. Denn unserem Ego gefallen solche Wissenslücken nicht, es würde lieber das, was wir schon denken und glauben, immer wiederholen, anstatt Vertrauen zu haben in einen unauffälligen, unbekannten Vorgang, wie die kreative Intelligenz ihn darstellt. Doch sich dem Unbekannten zu öffnen ist eine friedliche, produktive Alternative im Vergleich zu unserer routinemäßigen analytischen Denkweise, bei der wir vorgeben (oder hoffen), genau zu wissen, was los ist.

Indem wir den Kopf freimachen von allem und uns eingestehen, daß wir etwas nicht wissen, bekommen wir Antworten, die oft brillant, unerwartet und genau passend sind.

Kürzlich machten Richard und seine Frau sich Sorgen wegen einiger gesundheitlicher Probleme ihrer jüngsten Tochter. Sie hatten versucht, eine Antwort zu finden, hatten mehrere Spezialisten konsultiert, jedoch ohne wirkliches Ergebnis. Weil das Problem nicht lebensbedrohlich war, beschlossen sie, ihre Bemühungen ruhen zu lassen – das Problem loszulassen – und zu sehen, ob sich von selbst eine Antwort einstellen würde. Wenige Tage später hatte Kris, Richards Frau, die Idee, daß das Problem etwas mit der Ernährung ihrer Tochter zu tun haben könnte. Sie gingen dem Einfall nach, und tatsächlich: Ihre Tochter reagierte allergisch auf ein bestimmtes Nahrungsmittel, das sie besonders gerne aß. Das Problem war beseitigt. Niemand war durch Überlegung auf eine Lösung gekommen; vielmehr hatte der durch das Nicht-Wissen ausgelöste Prozeß die richtige Antwort geliefert.

Einer unserer Patienten sprach kürzlich über den Wert des reflektierenden Denkens:

> *Ich war im Büro und versuchte ein Memo an einen Manager zu verfassen, aber ich traf irgendwie nie den richtigen Ton. Es klang feindselig, sarkastisch, und ich wußte, daß der Schuß nach hinten losgehen würde. Wegen der negativen Gefühle und wegen meiner Formulierungsschwierigkeiten beschloß ich, die Sache eine Weile ruhen zu lassen und etwas anderes zu erledigen. Später am Tag kamen mir plötzlich genau die Worte, die ich brauchte. Ich setzte mich hin und schrieb das Memo in zehn Minuten, und es wurde hervorragend. Wenn ich versucht hätte, es mit Hilfe meiner ver-*

arbeitenden/analytischen Denkweise zu verfassen, hätte ich mindestens eine Stunde gebraucht, um es zu schreiben und auch noch zu überarbeiten. Indem ich auf meine reflektierende Denkweise umschaltete, konnte ich einen überaus diplomatischen Text verfassen, und es fühlte sich überhaupt nicht an, als müßte ich die Worte groß formulieren!

Die Bereitschaft, Abstand zu nehmen, zunächst nicht genau zu wissen, was zu tun ist, lieferte dem Patienten die Antwort, die er brauchte. Freiflottierendes Denken ist unverzichtbar für Wachstum, Veränderungen, Entwicklungen und Evolution im persönlichen Bereich. Wenn wir lernen, uns die meiste Zeit von dieser Denkweise lenken zu lassen und das analytische Verfahren auf Aufgaben zu beschränken, die Planung, Berechnung und Analyse verlangen, wird unser Leben leichter und ruhiger. Es nimmt allmählich ein gemäßigteres Tempo an. Wir fangen an, in tieferen Gefühlen – Dankbarkeit, Freude, Entspannung, Ruhe, Mitgefühl und Gelassenheit – zu leben, die für geistige Gesundheit stehen. Unser Denken ist reaktiv, das heißt dem Augenblick angemessen. Wir reagieren nicht aufgrund alter Gewohnheiten und Überzeugungen, sondern meistern jede Situation angemessen und kreativ.

Unterschiede zwischen der freiflottierenden und der analytischen Denkweise

Freiflottierende Denkweise:	*Analytische Denkweise:*
gelassen	angestrengt
passiv	aktiv
automatisch	erzwungen
nicht linear	linear
tiefere Gefühle	konditionierte Emotionen
benutzt das Gedächtnis selektiv	basiert ausschließlich auf Erinnerungen
kreativ	gewohnheitsmäßig
spornt an	vorhersagbar
sieht das Ganze	Details
Wald	Bäume
Vision	Aufgaben
inspiriert	feste Bahnen

Gedankenerkennung

Gedankenerkennung ist der Schlüssel zum Abbremsen und Kürzertreten. Wenn wir innehalten, um zu reflektieren, verfallen wir in die freiflottierende Denkweise, die uns sicher zum nächsten Schritt leitet. Sie ist unser innerer Autopilot, die Weisheit, die es uns ermöglicht, zwischen den beiden Denkweisen zu unterscheiden und zu erkennen, welche in einer bestimmten Situation die richtige ist. Wenn wir unser Denken durchblicken, scheint der nächste Schritt ganz offensichtlich – sollen wir ein Problem im Hinterkopf behalten, es weiter analysieren, uns um zusätzliche Informationen bemühen oder einfach gar nichts tun? Diese Fähigkeit, unsere Gedanken zu erkennen, nimmt mit zunehmender Übung automatisch zu, so daß sich unsere Denkweise von Sekunde zu Sekunde ändert. Beständig in dem Wissen zu leben, wie unser Verstand arbeitet, ist das, was wir als gesundes psychisches Funktionieren bezeichnen. Wenn wir also gesund funktionieren, arbeitet unser Verstand wie ein wohleingestellter Motor, bei dem alle Teile ihren Beitrag leisten, das Auto vorwärtszubewegen. Wir wissen, wann wir welche der Denkweisen anwenden müssen, verstehen, welche Rolle unsere Gefühle spielen, wissen, wo unsere Erfahrung herkommt, und so weiter.

Gesundes psychisches Funktionieren ist unsere Definition von geistiger Gesundheit. Doch ob wir psychisch gesund funktionieren, hängt von unserem Grad des Verstehens ab.

Grade des Verstehens

Jedesmal, wenn wir einen weiteren Einblick in die Natur unseres Denkens und psychischen Funktionierens bekommen, jedesmal, wenn wir uns als Denker unserer eigenen Gedanken, als Schöpfer unserer Erfahrungen sehen, findet eine kleine Veränderung im Grad unseres Verständnisses statt. Ganz unabhängig davon, wie groß diese Veränderungen auch sein mögen, handelt es sich doch um keine flüchtigen Eindrücke, sondern um etwas Bleibendes. Immer wenn sie eintreten, sehen wir das Leben ein wenig anders. Joe erinnert sich zum Beispiel noch daran, wie ihm zum erstenmal klar wurde, daß seine Gefühle nicht durch andere Menschen oder äußere Umstände verursacht werden, sondern einfach Gedanken sind. Von da an konnte er sich nicht länger in seinem gewohnten Selbstmitleid ergehen. Der Grad seines Verständnisses hatte sich erhöht (er hatte eine, wie es bisweilen auch genannt wird, »vertikale Verschiebung«), und seine neue Verständnisebene ließ nicht zu, daß er eine alte Gewohnheit einfach weiterverfolgte. Wenn er sich also beispielsweise gehetzt fühlte, fiel er nun nicht in sein altes Verhaltensmuster zurück, über seinen vollgestopften Terminkalender zu klagen, sondern merkte, wie sehr sein eigenes hektisches Denken dafür verantwortlich war.

Eine von Richards Patientinnen fuhr einmal mit dem Auto von der Arbeit nach Hause. Sie machte sich Sorgen um die Beziehung zwischen sich und ihrem künftigen Mann. Innerlich ging sie viele ihrer früheren Streitgespräche durch und bereitete sich schon auf die unvermeidliche Auseinandersetzung vor. Auf einmal geschah etwas, was ihr noch nie passiert war: Sie hatte das Gefühl, sich selbst zum erstenmal ertappt, sich ihr Denken bewußt gemacht zu haben. Sofort wurde ihr klar, daß sie im Laufe eines Tages sehr oft in Gedanken derartige Probedurchläufe durchspielte. Sie dachte: »Wie kann ich denn hoffen, eine liebevolle Beziehung zu führen, wenn ich die meiste Zeit darüber nachdenke, wie fürchterlich sie ist?« In ihr hatte eine Veränderung, was ihr Verständnis anging, stattgefunden. Seit diesem Zeitpunkt sieht ihr Leben völlig anders aus. Heute nimmt sie negative Gedanken, die sich einschleichen, viel weniger ernst und sieht sie gelassener. Ihre Beziehung ist liebevoller geworden und wird es wahrscheinlich auch bleiben.

Bei anderen Ratgebern und psychologischen Ansätzen mögen Sie dazu motiviert werden, den Inhalt Ihrer Gedanken zu verändern. Wir propagieren etwas ganz anderes. Wir sagen, daß Ihre Gedanken, Ihre Wahrnehmungen, Ihre Gefühle sich *automatisch* ändern werden, sobald Ihr Verständnisgrad sich erhöht. Zeigen Sie mehr Verständnis, sehen Sie das Leben mit anderen Augen und werden daher auch anders reagieren. Um es allgemeiner auszudrücken: Je höher Ihr Verständnisgrad, desto mehr tiefe Gefühle wie Dankbarkeit, Ruhe, Gelassenheit, Hoffnung und Freude werden Sie erfahren.

Stellen Sie sich Ihre Probleme doch einmal als Baumstämme vor, die sich alle auf dem Fluß ineinander verkeilt haben. Jeden Gedanken für sich ändern zu wollen gleicht dem Versuch, jeden Baumstamm einzeln aus dem Gewirr zu ziehen; was extrem schwierig wäre, wenn nicht gar unmöglich. Stellen Sie sich nun vor, Sie öffnen flußaufwärts den Damm und lassen den Wasserpegel ansteigen. Das Gewirr von Baumstämmen würde sich von alleine lösen! Das Anheben des Pegels oder Grades unseres Verständnisses funktioniert ähnlich. Wir können die Schleusentore unseres Verstands öffnen, indem wir ihn besser verstehen lernen – indem wir erkennen, wie unsere eigenen Gedanken zu unserem Leben in Hetze und Verwirrung beitragen.

Zu Joe kam einmal ein Paar zur Eheberatung; es ging um unterschiedliche Ansichten über Kindererziehung, um finanzielle Fragen, sexuelle Probleme und ständigen Streit. Als sie mehr über gesundes psychisches Funktionieren erfuhren, das heißt lernten, ihren Verständnispegel zu erhöhen, sahen sie langsam alles in einem anderen Licht. Sie konnten das Körnchen Wahrheit in den Erziehungsmethoden des anderen erkennen. Sie legten ihre Streitigkeiten bei und begannen ein Leben in Wärme, Liebe und gegenseitigem Wohlwollen. Daraufhin kehrte auch ihre sexuelle Lust zurück. Streitereien wurden durch offenherziges Kommunizieren ersetzt. Das Wichtigste dabei ist, daß sie keine gesonderten Kurse in Kindererziehung, in Kommunikation oder eine Sexualtherapie brauchten, sondern daß diese Fertigkeiten sich mit einem höheren Grad des Verständnisses automatisch einstellten. Die Veränderung des Verständnisgrades bei den beiden erfolgte natürlich nicht genau gleichzeitig, aber bei beiden geschah sie in einem einzigen Moment, durch eine Änderung ihrer Einstellung. Ihre Liebe füreinander war zurückgekehrt.

Falsche Anwendung der analytischen Denkweise

Wenn wir Angst haben, greifen wir gern auf Vertrautes zurück – Gewohnheiten, Traditionen und Erinnerungen. Wir schalten auf die analytische Denkweise um. Wir brüten, verarbeiten, überdenken ein Erlebnis, kauen es durch, durchleben es erneut. Diese Neigung haben wir alle, und dennoch ist sie alles anderes als produktiv. Dafür ist die analytische Denkweise nämlich nicht vorgesehen. Herzensangelegenheiten sollten lieber mit der freiflottierenden Methode verarbeitet werden. Wenn wir mit irgend etwas nicht innerhalb weniger Sekunden – oder höchstens Minuten – mit Hilfe der analytischen Denkweise fertigwerden, ist das ein guter Hinweis darauf, daß wir in den falschen Gang geschaltet haben. Strategisch am besten ist es dann, das Problem erst einmal in den Hinterkopf zu verbannen. Sobald wir spüren, wann der richtige Zeitpunkt gekommen ist, um aus der analytischen Denkweise wegzuschalten, wird die verarbeitende Denkweise in den Dienst der freiflottierenden gestellt.

Die verarbeitende/analytische Denkweise sollte man nur in Situationen anwenden, in denen alle Variablen bekannt sind. Vertrauen Sie darauf, daß Ihr Gefühl Ihnen schon sagen wird, wann Sie in die falsche Denkweise geschaltet haben. Die ungesunde Verwendung der analytischen Denkweise tritt in vielen negativen Gefühlen wie Sorge, Gereiztheit, Frustration, Zorn, Angst, Groll, Eifersucht, Zweifel und Streß zutage. Die Rolle von Gefühlen als Richtungsweiser, als Indikatoren ungesunder Verhaltensmuster, soll dann im folgenden Kapitel besprochen werden.

Falsche Anwendung der freiflottierenden Denkweise

Die freiflottierende Denkweise kommt in unserem Kulturkreis weitaus seltener fälschlich zur Anwendung als die analytische Denkweise. Es gibt jedoch Gelegenheiten, in denen uns, auch wenn wir lieber nach der freiflottierenden Denkweise verfahren würden, der analytische Ansatz eher behilflich sein kann. Kinder, die aus dem Spiel heraus zurück ins Klassenzimmer gerufen werden, sind ein gutes Beispiel dafür. Oder wir stehen vor der Notwendigkeit, eine Reise zu planen, einen Termin zu vereinbaren oder einen Betriebsetat aufzustellen. Fast immer eignet sich die analytische Methode besser, wenn es um spezifische Einzelheiten geht. Wenn wir uns einer neuen Aufgabe gegenübersehen, wie beispielsweise dem Erlernen eines Computerprogramms oder eines Instruments, müssen wir mit Hilfe der analytischen Methode üben und die Informationen speichern. So, wie man mit Hilfe eines Taschenrechners Berechnungen schneller ausführt und weniger Fehler macht, als es durch bloßes Erraten der Antwort möglich wäre, eignet sich die analytische Denkweise mehr zum Aufstellen eines Arbeitsplans. Auf einer hohen Ebene geistiger Gesundheit können sich manche Menschen zwar neue Fertigkeiten mittels der freiflottierenden Methode aneignen, doch die meisten von uns schalten eher zwischen beiden Denkweisen hin und her.

Sich dem freien Fluß hingeben

Sie brauchen nicht abzuwarten, bis es ein schwieriges Problem zu lösen gilt, um die freiflottierende Methode einzusetzen. Wenn Sie Ihr normales Leben im freien Fluß leben, werden Sie sich rasch daran gewöhnen, die Methode immer besser beherrschen und auch immun dagegen werden, beim Auftreten von Problemen in negative Denkschemata zurückzufallen. Sie könnten sich zum Beispiel an einem Tag, an dem Sie in guter Stimmung sind, Ihre Gedanken aber nicht zur Ruhe kommen wollen, klarmachen, daß Sie über längere Zeit in der freiflottierenden Denkweise bleiben können, wenn Sie nicht wie gewohnt Ihren Kopf mit einem Übermaß von Gedanken füllen, mögen sie noch so positiv und harmlos erscheinen.

Versuchen Sie auch bei neuen Einsichten und Erkenntnissen, nicht zuviel darüber nachzudenken. Lassen Sie Ihr kreatives Denken weiterfließen, anstatt es einer genauen Analyse zu unterziehen. Sie können darauf vertrauen, daß die Erkenntnis noch dasein wird, wenn Sie sie brauchen. Widerstehen Sie also ruhig der Versuchung, sich an etwas zu klammern, sich etwas bewußt zu merken und Stück für Stück zu analysieren. Mit ruhigem Verstand im Hier und Jetzt zu leben ist eine solide Grundlage für ein gesundes Funktionieren, die Sie auch bei Schwierigkeiten trägt. Im freien Fluß zu leben wird zu etwas Alltäglichem und Vertrautem.

Zurückfinden zum Leben im Jetzt

In diesem Kapitel haben wir die Möglichkeiten und Methoden eines Lebens im Hier und Jetzt aufgezeigt. Hinunterzuschalten zum Rhythmus des Lebens, sich nicht aufzuregen, ist die für uns einzig richtige Lebensart. Um es nochmals zusammenzufassen:

- Wir sprachen von angeborener geistiger Gesundheit als Fähigkeit aller Menschen, psychisch gesund zu funktionieren. Diese geistige Gesundheit ist ein Werkzeug zum Leben. Wir tragen in uns die Fähigkeit zu Selbstachtung, bedingungsloser Liebe, Weisheit, Humor, Mitgefühl gegenüber anderen, Kreativität, Lebensfreude und einer intelligenten Art des Denkens, die jeden unserer Schritte auf der Reise des Lebens lenkt.
- Wir haben gelernt, daß die Voraussetzung für diese geistige Gesundheit das Leben im Hier und Jetzt ist. Um zu verstehen, wie man im Jetzt lebt, müssen wir erkennen, wie unsere psychischen Erfahrungen geformt werden. Wir haben gelernt, daß alle Erfahrung aus unserem Denken kommt und daß dieses Denken in Verbindung mit dem Bewußtsein unsere Wahrnehmung der Wirklichkeit gestaltet. Unser Verhalten und dessen Auswirkungen auf unser Leben sind unmittelbar auf diesen Prozeß zurückzuführen.
- Wir haben gesehen, daß es zwei unterschiedliche Denkweisen gibt,

und zwar die verarbeitende/analytische und die freiflottierende/reflektierende Denkweise.

- Wir haben gelernt, daß die analytische Denkweise dazu dient, mit Situationen umzugehen, in denen alle Variablen bekannt sind.
- Wir haben gelernt, daß die freiflottierende Denkweise dazu dient, mit Unbekanntem, mit Veränderung und Evolution umzugehen. Sie stützt sich auf Einsichten anstatt ausschließlich auf das Erinnerungsvermögen. Diese Denkweise läßt uns das Leben in all seiner Fülle genießen. Anschließend besprachen wir die Vor- und Nachteile der beiden Denkweisen und wie man Zugang zu ihnen findet.
- Wir haben erfahren, daß der Hauptzweck beim Erlernen dieser Methoden darin besteht, den Grad unseres Verständnisses zu erhöhen. Wenn unser Verständnis zunimmt, gewinnen wir Einsichten in das Leben, wodurch sich automatisch unsere Gedanken, Gefühle und Wahrnehmungen ändern. Wir selbst müssen nur wenig dabei tun.
- Es wurde uns bewußt gemacht, daß gesundes Funktionieren ein Prozeß ist, den wir alle nachvollziehen können. Wir müssen nur unser ungesundes Denken erkennen und wieder zu unserer Standardeinstellung zurückkehren. Wenn wir mit geistiger Gesundheit funktionieren, dann wissen wir, wie und wann wir die beiden Denkweisen anzuwenden haben, verstehen die Rolle unserer Gefühle als Richtungsweiser und erhöhen unsere Fähigkeit, Gedanken zu erkennen.

Im nächsten Kapitel wollen wir auf die praktischen Grundlagen bei der Steuerung unserer Gedanken, Stimmungen und Emotionen eingehen. Sie erhalten so ein praktisches Verständnis für das Leben im Hier und Jetzt.

2.

Unser Denken steuern

Wenn Sie sich Ihr Leben als Reise und sich selbst als Kapitän Ihres Schiffes vorstellen, dann wissen Sie, daß nichts so wichtig ist für Ihr Überleben und Ihre Lebensqualität, wie dieses Schiff möglichst effektiv zu steuern. Die meisten von uns haben jedoch Denkgewohnheiten entwickelt, die sie daran hindern, den Kurs zu halten, die Richtung zu ändern, das Tempo zu drosseln – oder auf unsere innere Weisheit zurückzugreifen. Anstatt uns durch auf die Situation abgestimmte Bewegung mühelos auf unserer Reise dahintreiben zu lassen, sträuben sich die meisten von uns und kämpfen gegen jede Welle an, wodurch aus einer eigentlich friedlichen Fahrt schwierige und oft auch schmerzliche Erlebnisse werden.

Wenn Sie Ihre Mitmenschen betrachten, werden Sie schnell feststellen, daß die meisten von uns nur unzureichend in Navigation ausgebildet sind. Selten wurde uns beigebracht, daß unterschiedliche Lebensumstände auch unterschiedliche Denkweisen erfordern oder daß unser analytisches Denken unsere Lebensqualität beeinflußt, wenn nicht gar sabotiert. Weil die analytische Denkweise bei uns einen so hohen Stellenwert einnimmt, krempeln wir oft die Ärmel hoch und machen uns an die Arbeit (erhöhen unser Tempo), wenn es eigentlich günstiger wäre, das Tempo zu verlangsamen oder ganz von einer Sache Abstand zu nehmen.

Wir versuchen, Antworten zu erzwingen, anstatt sie zutage treten zu lassen, und wir versuchen, durch Nachdenken Lösungen zu erarbeiten, die sich bei ruhigem wachen Verstand ganz von selbst einstellen würden. So kommt es, daß wir verwirrt, frustriert und verzweifelt hin und her hetzen. Diese beschleunigte Lebensweise wird durch die unbarmherzige Hektik unserer modernen, technikfixierten Kultur noch verstärkt. Weil die meisten Menschen sich auch auf geistiger Ebene unter Druck fühlen, akzeptieren wir blindwütige Hast einfach als etwas Unvermeidliches; dabei ist sie das gar nicht.

Um Zugang zu einer ruhigeren Denkweise zu finden, müssen wir zunächst erkennen, wie wichtig und praktisch diese ist, und zwar vor allem dann, wenn wir neue Antworten auf emotionale Probleme brauchen, wenn wir mit einer schwierigen Situation konfrontiert sind, wenn wir Höchstleistung bringen müssen oder unseren hyperaktiven Verstand beziehungsweise das Tempo unseres Lebens drosseln wollen.

Die meisten von uns dächten nicht im Traum daran, einen Computer zu benutzen, um eine Ehe zu retten, ein Erziehungsproblem zu lösen oder ihren Chef um eine Gehaltserhöhung zu bitten, denn alle drei Situationen erfordern Einfühlsamkeit und Kreativität. Und doch tun wir genau das, wenn wir uns zu stark auf unser analytisches Denken verlassen, um Antworten auf derartige Probleme zu finden. Neue Lösungen entstehen nicht mit Hilfe der verarbeitenden Denkweise. Es müssen die Antworten vielmehr aus einer Änderung der Einstellung, der Sichtweise des Lebens – aus dem freien Fluß kommen. Sie entstehen aus dem Unbekannten, dem Gebiet des freiflottierenden Denkens. Etwas nicht zu wissen ist einer der Schlüssel zum reflektierenden Denken. Wenn wir zugeben, daß wir etwas nicht wissen, und zuversichtlich sind, daß die Antwort sich schon einstellen wird, werden wir bald die Erfahrung machen, daß die freiflottierende Methode uns die Antwort liefert, die wir brauchen. Das gleiche trifft auf viele Schwierigkeiten im Alltag zu. Wenn wir die Dinge, mit denen wir konfrontiert sind, durchdenken wollen, wenn wir also mit Hilfe der analytischen Denkweise aus etwas schlau werden wollen, anstatt unser freiflottierendes Denken einzuschalten, bringt das oft nur Frustration und Unruhe.

Ihnen fällt langsam auf (falls Sie es nicht schon längst bemerkt haben), daß Sie sich, immer wenn Sie sich gehetzt und außer Kontrolle fühlen, vom gesunden psychischen Funktionieren weg in den Bereich des hyperaktiven Verstands gesteuert haben. In so einem Fall kann Sie ein Augenblick der Erkenntnis gewöhnlich zurück ins Hier und Jetzt bringen, Ihr Tempo drosseln, so daß Sie optimal funktionieren. Die analytische Methode ist jedoch keineswegs etwas Schlechtes. Unser Ziel ist es nicht, mit dem Denken aufzuhören oder das analytische Denken zum Feind zu erklären. Sie kann Ihnen durchaus in vielen Fällen weiterhelfen. Hier geht es allerdings darum, sich bewußt zu machen, wann Ihr Denken Ihnen dienlich ist und wann es Sie ablenkt von dem, was Sie eigentlich erreichen möchten.

Richard erinnert sich beispielsweise daran, wie er einmal die Anzahl an Stühlen schätzen mußte, die er für einen öffentlichen Vortrag brauchen würde. Das Hotel, in dem er den Vortrag halten sollte, hatte angerufen und ihn gebeten, die Zahl binnen weniger Stunden mitzuteilen. Natürlich mußte Richard sein analytisches Denken einsetzen, um die ungefähre Teilnehmerzahl zu schätzen. Leider ließ er es in diesem Fall zu, daß sein analytisches Denken noch lange, nachdem es seinen Dienst getan hatte, weiterlief. Gedanken begannen in seinem Kopf zu kreisen wie:

»Was ist, wenn niemand kommt? Was ist, wenn ich dem Hotel sage, ich brauche viele Stühle, aber nachher kreuzt kaum jemand auf? Das wäre aber peinlich! Wenn ich bloß alles besser im Griff hätte. Warum bringe ich mich immer wieder in so eine Bredouille?« In diesem Stil ging es weiter, eine ausgewachsene Gedankenlawine, die mindestens fünf Minuten andauerte, doch dann setzte die Gedankenerkennung ein, und Richard wurde klar, was da vor sich ging. Sofort verlangsamte sich sein Denken. Was er brauchte, war seine reflektierende Denkweise – und nicht seine analytische, mit der er sich nur verunsicherte –, um den abendlichen Vortrag einschätzen zu können. Wäre er in der falschen Denkweise geblieben, hätte unter Umständen sein ganzer Vortrag darunter gelitten.

Die meisten von uns haben gelernt, ihre mangelhafte Steuerfähigkeit als normal zu betrachten, ohne sich überhaupt klarzumachen, daß ihnen in Wirklichkeit andere Möglichkeiten zur Verfügung stehen. Wir übersehen oft, daß der Ursprung von Sorge, Hetze und Streß ein Verstand ist, der gesundes psychisches Funktionieren aus den Augen verloren hat, der sich zu sehr auf analytisches Denken stützt. Wenn dieser Verstand herunterschaltet zum Rhythmus des Lebens und lernt, Gedanken zu erkennen, wird die ihm innewohnende Weisheit frei fließen. Dieselben Probleme erscheinen dann in einem völlig neuen Licht.

Wir können lernen, in die freiflottierende – ruhige und friedliche – Denkweise zu schalten, indem wir einfach auf ihre Existenz vertrauen. Der erste Schritt besteht darin, mit Hilfe unserer Gefühle die Denkweise zu erkennen, deren wir uns gerade bedienen.

Die Beziehung zwischen Denken und Fühlen

Jedes negative Gefühl, das wir empfinden, ist ein Gedanke. Gefühle sind generell subtilere Gedanken. Und wir erleben diese Gedanken in Form von Gefühlen und Emotionen. Es ist zum Beispiel nicht möglich, zornig zu sein, ohne zornige Gedanken zu haben, oder gestreßt zu sein, ohne stressige Gedanken. Überzeugen Sie sich mit Hilfe des folgenden kleinen Experiments, das wir seit Jahren mit unseren Patienten machen, selbst davon.

Denkanstoss

Stellen Sie sich vor, Ihr Ziel sei es, so zornig wie möglich zu sein. Wie könnten Sie das anstellen? Ganz einfach, Sie müßten, um sich zornig zu fühlen, an etwas denken, was Sie auch besonders zornig macht. Andernfalls wäre es Ihnen unmöglich, diese Gefühle hervorzurufen. Probieren Sie dieses Experiment jetzt aus, und Sie werden schnell sehen, was wir meinen.

Denken und Fühlen sind untrennbar miteinander verknüpft. Sie denken, was Sie fühlen, selbst wenn Sie sich Ihrer Gedanken oder auch nur der Tatsache, daß Sie denken, nicht stets bewußt sind.

Lesen Sie dazu nun die folgende typische Unterhaltung zwischen einem Therapeuten und einem Patienten.

Patient: Ich bin völlig ausgelaugt. Mein Leben ist zu kompliziert.

Richard oder *Joe:* Ist Ihnen aufgefallen, daß Sie stressige Gedanken hatten?

Patient: Ich hatte überhaupt keine stressigen Gedanken; ich fühle mich bloß gestreßt. Der Streß hängt mit meinem Leben zusammen. Deshalb bin ich ja hier!

Die Einstellung dieses Patienten zu Streß ist keineswegs ungewöhnlich. Es würde ihm zwar nicht im Traum einfallen, stundenlang immer wieder ein und denselben frustrierenden Gedanken zu wälzen, aber vermutlich schießen ihm ständig irgendwelche streßvolle Gedanken durch den Kopf, ohne daß ihm dies klar ist. Mit anderen Worten: Ihm fehlt die Gedankenerkennung. Diese Art, mit Streß umzugehen, ist für ihn normal, es fehlt ihm daher das Bewußtsein. Dieser Patient hat somit keine Ahnung, daß seine Gedanken und seine Sichtweise des Lebens zu seinem Streßgefühl beitragen. Er nimmt an, daß seine Gefühle lediglich die Folge seiner stressigen Lebensumstände sind.
Über etwas nachzudenken kann einen längeren Zeitraum oder auch nur eine Sekunde in Anspruch nehmen. In jedem Fall besteht eine direkte Beziehung zwischen Ihren Gedanken und Ihren Gefühlen. Denken Sie auch nur flüchtig: »Morgen wird ein schwieriger Tag werden«, ist es kein Zufall, wenn Sie etwas beunruhigt sind. Ihre Gedanken sind nicht im Hier und Jetzt; sie sind auf die Zukunft gerichtet. Oder wenn Sie denken: »In meinem Leben geht aber auch alles schief«, darf es Sie nicht überraschen, wenn Sie sich selbst bemitleiden. Das Gefühl stellt sich in just jenem Augenblick ein, wenn Sie diesen Gedanken haben. Würden Sie statt dessen denken: »Mensch, hier gibt es aber ganz schön viel zu tun. Ob die anderen Leute wohl das gleiche Gefühl haben?«, sähen Ihre Gefühle völlig anders aus; sie wären vielleicht weniger feindselig.

Gefühle: unser Richtungsweiser

Wir möchten, daß Sie Ihre Wahrnehmung von Gefühlen ändern. Es fällt Ihnen dann nämlich weitaus leichter, auf ein gesundes psychisches Funktionieren hinzusteuern.

Im Grunde gibt es nur zwei Arten von Gefühlen: angenehme und unangenehme. Manche Gefühle mögen Sie, andere nicht, manche Gefühlen verleihen Ihnen Auftrieb, andere bereiten Schmerzen. Die meisten Menschen gehen mit ihren Gefühlen um, indem sie sie in ganz spezifische Kategorien – zornig, ängstlich, glücklich, eifersüchtig, gestreßt, gelassen, gehetzt und so weiter – einteilen, doch es bleibt die Tatsache bestehen, daß manche Gefühle angenehm sind und andere eben nicht.

Ihre Gefühle sind ein Steuergerät, das Sie in Richtung auf ein gesundes psychisches Funktionieren lenken kann. Sie lassen Sie wissen, welcher Denkweise Sie sich gerade bedienen. Allgemein ausgedrückt: Wenn Sie sich wohl fühlen, bedeutet das, daß Sie in eine gesunde Denkweise geschaltet haben. Falls Sie sich jedoch unwohl fühlen, haben Sie sich offensichtlich in eine ungesunde Art zu denken verrannt. In dem Fall wäre es an der Zeit, innezuhalten und einmal zu reflektieren. Bei der freiflottierenden Denkweise können Sie sich zwar durchaus auch unwohl fühlen, aber sie fließt dennoch dahin. Beim verarbeitenden Denken hingegen neigt man dazu, alles aufzustauen und zu analysieren.

Man kann angenehme Gefühle mit einer idealen Zimmertemperatur vergleichen. Wenn Ihnen die Zimmertemperatur ideal vorkommt, brauchen Sie keine geistige Korrektur vorzunehmen. Höchstwahrscheinlich benutzen Sie die Denkweise, die der jeweiligen Aufgabe auch angemes-

sen ist. Doch genauso wie ein Thermostat der Heizung eine Rückmeldung gibt, wann sie sich wieder einschalten soll, alarmieren Ihre Gefühle Sie, wenn eine geistige Korrektur notwendig wird. Wir wollen damit nicht behaupten, daß angenehme Gefühle immer gut und unangenehme immer schlecht sind. Wir wollen nur sagen, daß Sie, wenn Sie sich unwohl oder gehetzt fühlen, diese Gefühle erkennen sollen, jedoch nicht zu analysieren brauchen, wodurch sie eigentlich verursacht wurden. Auf keinen Fall sollten Sie sich selbst dafür die Schuld geben oder sich verurteilen. Am besten wäre es wahrscheinlich, einfach einmal zu beobachten, was überhaupt vor sich geht. Mit der Zeit wird dieses einfache Beobachten Sie zurück zur freiflottierenden Denkweise führen.
Wir wollen nun an einem persönlichen Beispiel zeigen, wie dieser Mechanismus im ganz alltäglichen Leben funktioniert: Vor kurzem stand Richard in einem Supermarkt, als zwei halbwüchsige Punks mit Irokesenschnitt, schmutziger Kleidung und Tätowierungen am ganzen Körper an ihm vorbeigingen. Sie hörten laut Musik. Einige Minuten später wurde Richard bewußt, daß er sich unwohl fühlte. Irgend etwas stimmte nicht. Es wurde ihm klar, wie intolerant seine Gedanken gegenüber diesen beiden Jugendlichen waren. Als wäre eine Glühbirne in seinem Kopf angegangen, ermahnte ihn diese Erkenntnis, daß es höchste Zeit sei, sein Denken in andere Bahnen zu lenken. Er ging nämlich von der Annahme aus, daß unangenehme Gefühle immer auch ein Zeichen für ein gestörtes Denken sind. Fast sofort verschwanden seine intoleranten Gedanken und wurden durch Mitgefühl ersetzt. Ihm wurde klar, daß er nicht das Recht hatte, andere Menschen zu verurteilen.
Ungute Gefühle sind also ein Zeichen für gestörtes Denken, eine Warnung, daß man vom Weg abgekommen ist. Das bedeutet nicht, daß diese

Gefühle »schlecht« sind; nein, im Grunde ist ein Gefühl des Unwohlseins sogar Ihr Freund!

Wie die Warnlichter auf dem Armaturenbrett Ihres Wagens Sie auf mögliche Gefahren aufmerksam machen, weisen negative Gefühle Sie darauf hin, daß Ihr Denken im Moment gegen Sie arbeitet. Ohne Ihre Gefühle als Warnung vor einem verborgenen Problem hätten Sie keine Möglichkeit festzustellen, ob Sie vom Kurs abgekommen sind.

Wenn Sie Ihre negativen Gefühle ständig mit Etiketten versehen, zum Beispiel: »Ich bin wütend!«, anstatt einfach festzustellen: »Ich fühle mich unwohl«, halten Sie das negative Gefühl in Ihren Gedanken am Leben und vergrößern so noch das Ausmaß Ihrer Sorgen. Ihr Denken bewegt sich in einer Spirale: Je mehr Sie analysieren, warum Sie sich so fühlen, desto fester hat das Gefühl Sie im Griff.

Das Erkennen unguter Gefühle – sie als Warnzeichen zu sehen – macht Ihnen die Tatsache bewußt, daß Sie denken; es rüttelt Sie auf. Dieser einfache Akt klärt Ihre Gedanken und lenkt Sie zurück in Richtung auf ein gesundes psychisches Funktionieren.

Wir wollen zur Verdeutlichung dieses wichtigen Punktes noch ein weiteres persönliches Beispiel anführen: Richards siebenjährige Tochter hatte es sich in letzter Zeit angewöhnt, ziemlich zu trödeln, wenn sie sich für die Schule fertigmachte. Vor einigen Tagen bekam Richard einen Anruf, fünfzehn Minuten ehe es an der Zeit war, das Mädchen zur Schule zu bringen. Er bat deshalb seine Tochter freundlich und respektvoll, sich doch fertigzumachen, bis er sein Telefonat beendet hatte. Sie versicherte ihm im Brustton der Überzeugung, daß sie das tun wolle. Es war an diesem Tag besonders wichtig, den Zeitplan einzuhalten, weil Richard, nur wenige Minuten nachdem er sie abgesetzt haben würde, eine wichtige

Sitzung hatte. Richard brach sein Telefonat dann vorzeitig ab und sagte zu seinem Gesprächspartner: »Ich muß jetzt Schluß machen. Ich muß meine Tochter zur Schule bringen.« Als er jedoch seine Tochter rief, mußte er feststellen, daß sie noch nicht einmal damit angefangen hatte, sich fertigzumachen. Sofort veränderten sich seine Gefühle. Er war verärgert, enttäuscht und besorgt, daß er zu seiner Sitzung zu spät kommen könnte. All das geschah in einem winzigen Augenblick.

Zum Glück hatte Richard gelernt, seine Gefühle als ein Zeichen dafür zu sehen, daß sein Denken ihn in Schwierigkeiten bringen könnte – eine Warnung also, nicht in ungesundes Denken abzugleiten, denn er war aus dem Gleichgewicht geraten. Anstatt ihn zu lähmen, waren seine unguten Gefühle ihm im Grunde eine große Hilfe. Sie rüttelten ihn auf und führten zu einem Umdenken. Die Gedankenerkennung klärte nämlich sofort seinen Kopf, wodurch er weniger reaktiv wurde und zurückkehrte zum freiflottierenden Denken. In gewissem Sinne ist fließendes Denken wie ein selbstregulierender Mechanismus. Die Gedankenerkennung tut die gesamte Arbeit.

Diese empfänglichere Denkweise rückte für Richard die Dinge wieder zurecht, und er konnte sich überlegen, was als nächstes zu tun war. Weil er wieder auf Kurs war, verschwendete er keine Zeit damit, sich über das zu sorgen, was passiert war (was er wenige Jahre zuvor mit Sicherheit noch getan hätte). Statt dessen lenkte er seine Energie auf das Hier und Jetzt und half seiner Tochter, sich für die Schule fertigzumachen.

Wir wollen hier keineswegs so tun, als wäre Richard nicht ärgerlich und frustriert gewesen, denn das war er mit Sicherheit. Aber er ließ sich von diesen Gefühlen nicht lähmen. Er sah seine unangenehmen Gefühle nicht als etwas, das man fürchten oder bekämpfen mußte, sondern als eine Information, die ihn in eine andere Richtung lenkte. Statt den Inhalt seiner ärgerlichen Gefühle zu analysieren, benutzte er sie also als Steuergerät, das ihn zum freifließenden Denken führte. Sicher hatte seine Tochter seine Anweisungen nicht befolgt, und er führte am Abend mit ihr ein eingehendes Gespräch über dieses Problem. Er wußte, daß sie zu einer Einigung darüber gelangen mußten, welches Verhalten am Morgen von ihr erwartet wurde. Wir betonen dies, weil es wichtig ist zu wissen, daß ein Zurückstellen negativer Gedanken nicht bedeutet, daß man so tut, als wäre einem alles egal oder man bräuchte überhaupt nicht zu reagieren. Aber es ist doch so: Sie werden *angemessener* reagieren und auch mit mehr Weisheit und Effizienz, wenn Sie lernen, auf freifließendes Denken zu vertrauen und aus Ihrem gesunden psychischen Funktionieren heraus zu handeln. Anstatt auf das Leben nur zu reagieren, gehen Sie mit größerer Umsicht darauf ein.

Wir können lernen, unangenehmen Situationen auf diese neue Weise zu begegnen, indem wir zunächst unsere Gefühle in einem anderen Licht sehen – nicht als etwas, das gefürchtet, unterdrückt oder vermieden wird, sondern einfach als Steuergerät, als Richtungsweiser. Sie haben so Gelegenheit, sich bewußt zu machen, wann Ihr Denken gestört ist, und auf eine andere Denkweise umzuschalten. Wenn Sie mit dieser Erkenntnis aufwachen, werden Sie automatisch und mühelos das passende Denken wählen. Der Trick besteht zum großen Teil einfach darin zu beobachten, wann wir negative Gedanken haben. Dann setzt mit einem Mal unsere Erkenntnis ein, die uns zu einer anderen Denkweise führt. Es ist dabei keine geistige Anstrengung nötig, alles passiert ganz von allein.

Weitere Überlegungen zur Gedankenerkennung

Denken hat negative Auswirkungen, wenn wir die Gedankenerkennung aus den Augen verlieren – wenn wir vergessen, daß wir denken und daß unser Denken unsere Erfahrung prägt. Wichtig ist, sich immer klarzumachen, daß Denken nicht einfach mit uns geschieht; wir tun es *aktiv*, ob nun bewußt oder unbewußt, ohne Unterlaß. Oft vergessen wir nur zu leicht, daß wir denken. Dann geben wir den Umständen die Schuld an unserer Unzufriedenheit und Frustration, und unsere Gedanken drehen sich, oft völlig außer Kontrolle, im Kreis. Dies ist ein bedeutender Faktor für unser fast ständiges Gefühl der Hetze. Wichtig ist jedoch, daß Gedankenerkennung nicht bedeutet, daß wir uns auch als Gedankenschöpfer sehen; es geht lediglich um die Erkenntnis, daß wir denken müssen, weil wir Gedanken haben.

Während kaum jemand sich selbst einen bösen Brief schreiben, ihn dann lesen und sich beleidigt fühlen würde, tun wir doch genau das mit unserem Denken. Wir nehmen Gedanken ernst, die beklagen, wie ungerecht das Leben ist, und fragen uns dann, warum uns das Leben so ungerecht scheint. Oder wir füllen unseren Kopf mit einer unendlichen Liste von Dingen, die es noch zu erledigen gilt, und fragen uns gleichzeitig, warum wir uns ständig gehetzt fühlen, als wäre die Zeit zu kurz. Die Lösung dieser und anderer Frustrationen besteht darin, die Verbindung zwischen unserem Denken und unseren Gefühlen zu erkennen. Wenn wir uns klarmachen, daß *wir* die Denkenden sind und daß *unsere* Gedanken bestimmen, wie wir uns fühlen, dann können wir einen Schritt zurücktun, den Rhythmus des Lebens wiederfinden und den Dingen den richtigen Stellenwert geben. Das gestattet uns auch, zu beobachten, anstatt uns direkt in unser Denken hineinzustürzen, wodurch sich uns neue Möglichkeiten im Umgang mit Ereignissen und dem Tempo unseres Lebens eröffnen.

Es kann schwierig sein, sich daran zu erinnern, daß Gedanken das Produkt unseres eigenen Denkens sind. Diese Fähigkeit kann man verlernen. Zum Beispiel ist es jedoch leicht, die Stimme als das Produkt unserer Sprechfähigkeit zu begreifen. Deshalb ist es fast unmöglich, sich mit der eigenen Stimme Angst einzujagen. Sie können noch so sehr schreien und sich doch nicht selbst erschrecken! Sie sind sich einfach zu sehr bewußt, daß der Klang, den Sie hören, von Ihnen selbst hervorgerufen wird. Es ist interessant, daß Kleinkinder noch durch ihr eigenes Gebrüll in Angst geraten – bis sie schließlich merken, daß ihr eigenes Weinen diesen Lärm verursacht.

Mit dem Denken ist es jedoch völlig anders. Weil das Denken sich automatisch vollzieht, ist es uns viel näher. Weil wir es ständig tun, vergessen wir nur zu leicht, daß es geschieht – es wird »unsichtbar«. Somit werden Gedanken zu unserer Wirklichkeit. Die Folge ist, daß wir, wenn uns ein Gedanke kommt, nicht sagen: »Ach ja, da ist wieder einer«, sondern reagieren, als wäre er außerhalb von uns. Wir nehmen den Gedanken ernst, werden besorgt und reaktiv.

Je höher der Grad unseres Verständnisses, desto früher wird uns bewußt, daß wir denken – und dann vermögen wir unsere negativen und unsicheren Gedanken besser zu erkennen. Indem wir unserer eigenen negativen Haltung weniger Beachtung schenken, klärt sich unser Kopf und setzt einen gesunden Denkprozeß in Gang. Je höher also der Grad unseres Verstehens, desto besser können wir auf neue Art und Weise mit unserem Denken umgehen, indem wir unsere Gedanken beobachten, ohne uns zu sehr mit ihrem Inhalt aufzuhalten. Unser Denken wird für uns »sichtbar«.

Das Denken kann uns einen Streich spielen

Ziehen wir folgendes Beispiel heran, wie Gedanken mißverstanden werden können und welche Auswirkungen dieser Mangel an Verständnis haben kann: Angenommen, Ihr Auto hat eine Panne und Sie können damit gerade noch auf den Seitenstreifen fahren. Während Sie unter die Motorhaube schauen und keine Ahnung haben, was Sie als nächstes tun sollen, hören Sie, wie zwei Männer in einem Kleintransporter Ihnen etwas zurufen. Sie verstehen nicht genau, was die beiden sagen, glauben aber zu hören: »Schau dir mal den Blödmann an!« Das erbost und verärgert Sie. »Was für Idioten!« denken Sie. »Hoffentlich haben sie einen Unfall.« Unter dem Schnellfeuer Ihrer Gedanken werden Sie noch frustrierter, und schließlich ist Ihnen der ganze Nachmittag verdorben. Stunden später, nachdem der Abschleppdienst Sie zu einer Werkstatt gebracht hat, ist Ihr Ärger immer noch nicht verraucht. Alle paar Minuten müssen Sie an diese Männer denken, und Sie werden dabei ärgerlich und reaktiv. Als Sie im Büro ankommen, blaffen Sie gereizt Ihren Chef an, der lediglich seine Besorgnis über Ihre Verspätung zum Ausdruck gebracht hat.

Hier liegt der Knackpunkt bei diesem Beispiel: Sie haben die Männer in dem Kleintransporter mißverstanden. In Wirklichkeit hatten sie nämlich gesagt: »Wir rufen für Sie den Pannendienst.« Nicht nur hegten sie Ihnen gegenüber keine schlechten Absichten, nein, sie nahmen

sogar einen fünfzehnminütigen Umweg in Kauf, um ein Telefon zu finden!
Diese Art von Mißverständnis ist uns allen nicht fremd; in weniger dramatischer Form durchleben wir derartige Situationen mehrmals am Tag. Wir erkennen nicht mehr, daß wir denken. Wir füllen unseren Kopf mit Informationen, die wir als Wirklichkeit interpretieren, anstatt uns klarzumachen, daß es sich nur um Gedanken handelt. Es ist also immer unser eigenes Denken, das uns aufregt. Wenn Sie bei diesem Beispiel gemerkt hätten, daß nicht die Böswilligkeit zweier Fremder Sie so aufbringt, sondern Ihr eigenes Denken, dann hätten Sie die Gedanken beiseite schieben und den ganzen Vorfall schnell aus Ihrem Gedächtnis verbannen können.
Von Bedeutung ist auch, daß die negativen Gefühle, selbst wenn die zwei Männer in dem Kleinlaster tatsächlich gerufen hätten: »Schau dir mal den Blödmann an!«, immer noch durch Ihre Gedanken zu dem Vorfall und nicht durch den Vorfall selbst hervorgerufen worden wären. Mit Hilfe der Gedankenerkennung wäre es Ihnen somit möglich gewesen, den Vorfall ad acta zu legen und sich anderen Dingen zuzuwenden.

Stimmungen

Wenn Sie guter Laune sind, scheint auch das Leben gut zu sein und zu fließen. Sie haben Einsicht, innere Weisheit und gesunden Menschenverstand. Es scheint keinen Zeitdruck zu geben. Ihre Probleme kommen Ihnen weniger furchteinflößend vor, Lösungen lassen sich leichter finden Wenn Sie handeln müssen, tun Sie es. Sie sind dankbar für Ihre Beziehungen und nehmen nichts persönlich. Sie sehen Meinungsverschiedenheiten gelassen und wissen die Zeit, die Sie mit geliebten Menschen verbringen, zu schätzen. Das Leben scheint fast wie ein Tanz – Sie fühlen sich beschwingt. Bei guten Stimmungen gibt es wenig zu kämpfen.

Sind Sie niedergeschlagen oder schlecht gelaunt, kommt Ihnen das Leben ernst und hart vor. Nie reicht die Zeit; Sie fühlen sich gehetzt. Nicht nur, daß Sie vergessen, innezuhalten und den Duft der Rosen zu genießen, nein, Sie sehen sie nicht einmal! Sie sind stets in Eile, jagen dem Terminkalender hinterher. Sie nehmen alles persönlich und reagieren feindselig statt gelassen. Sie sind angespannt und gereizt. In schlechter Stimmung kann man keinen Spaß haben, weil die Gedanken ständig auf das Negative gerichtet sind.

Die obige Beschreibung ist sehr allgemein gehalten. In Wirklichkeit erlebt natürlich jeder Mensch seine Stimmungen auf andere Weise. Für manche Menschen bedeutet gute Laune ein Gefühl von Erleichterung, schlechte Stimmung hingegen eine Art von Entsetzen, während andere schlechte Laune mit leichtem Streß, gute Laune mit einem Hochgefühl gleichsetzen. Wichtig ist nur, daß wir uns bei guter Laune besser fühlen als bei schlechter. Wie sehen Ihre Stimmungsschwankungen aus?

Stimmungsveränderungen können sich fast unmerklich vollziehen. Man übersieht sie, und es fällt einem dann auch nicht auf, wie unsere Wahrnehmungen durch Stimmungswechsel beeinflußt werden. Wie oft haben Sie schon morgens lächelnd und dankbar für Ihre Arbeitsstelle das Haus verlassen, nur um sich mittags bitterlich über den Job zu beklagen und sogar an Kündigung zu denken? An manchen Tagen sind Sie mit Liebe für Ihren Lebenspartner erfüllt, an anderen denken Sie an Scheidung. Oder Sie freuen sich heute darüber, Kinder zu haben, und morgen wünschten Sie, Sie hätten keine. Was verändert sich wirklich bei einem Stimmungsumschwung? Lediglich die Art unseres Denkens.

Extreme Gegensätze, wie sie oben angeführt wurden, mögen absurd oder gar komisch erscheinen, aber so ist es nun einmal. Wenn wir guter Laune sind, scheint das Leben kostbar. Wenn wir schlechter Laune sind, verlieren wir jegliches Maß aus den Augen, und das Leben wirkt düster. Wir müssen uns deshalb immer wieder bewußt machen, daß nicht unser Leben sich so drastisch verändert, sondern vielmehr unsere Stimmungen und die zugehörigen Gefühle die Wahrnehmung des Lebens prägen.

Wir können Frustrationen zwar nicht vermeiden – sie gehören zum Menschsein –, aber wir können sie verstehen lernen und weniger ernst nehmen. Stimmungen sind lediglich Schwankungen in unserer Denkweise. Sie sind mit dem Wetter vergleichbar: Schlechte Stimmungen sind lediglich ein Hagel negativer Gedanken; an unserer Umwelt hat sich deshalb nichts geändert, sie erscheint uns nur in einem anderen Licht. Obwohl wir wissen, daß Stimmungen mit unserem Denken zusammenhängen, ist uns die Ursache der Schwankungen oft nicht klar. Was eigentlich auch egal ist, wenn wir nur lernen, mit ihnen umzugehen. Anstatt zu glauben, daß wir das Leben realistisch sehen, können wir lernen, unser Urteil in Frage zu stellen, wenn wir uns schlecht fühlen. Dann suchen wir nicht mehr nach Bestätigung dafür, wie schrecklich unser Leben so plötzlich geworden ist, sondern erkennen die veränderte Stimmung und sagen: »Natürlich sehe ich das Leben jetzt so. Ich bin immer pessimistisch, wenn ich mich mies fühle – das sind nur meine Gedanken.«

Der Trick besteht darin, für gute Laune dankbar zu sein und schlechte Stimmungen gelassen hinzunehmen. Trotz der allgemeinen Tendenz, unser Leben zu analysieren, wenn wir deprimiert sind, wäre es tatsächlich am besten, rein gar nichts zu tun; nehmen Sie die Stimmung einfach zur Kenntnis, jedoch nicht allzu ernst, und lassen Sie es dabei bewenden. Das ist wahrscheinlich genau das Gegenteil dessen, was die meisten von uns in so einer Situation tun. Meistens versuchen wir, uns von negativen Gefühlen freizumachen. Wir kämpfen dagegen an. Und doch können wir uns nicht aus einer gedrückten Stimmung »hinausdenken«, weil unser Denken, wie wir gesehen haben, unseren Gefühlen neue Nahrung gibt; je mehr wir in gedrückter Stimmung also analytisch denken, desto schlechter fühlen wir uns.

Überreaktionen auf schlechte Stimmung sind verständlich, denn wir sind deprimiert, das Leben kommt uns ernst und stressig vor. Und dieses Gefühl von Streß ist auch der Grund, warum wir die ernsthaftesten Auseinandersetzungen gerade dann beginnen, wenn wir niedergedrückt sind. Wir versuchen, unsere Probleme zu lösen, herauszufinden, was mit uns und anderen nicht stimmt, fällen wichtige Entscheidungen – alles, wenn wir deprimiert sind und unsere innere Weisheit sowie unseren gesunden Menschenverstand aus dem Auge verloren haben. Würden wir einfach anerkennen, daß wir gedrückter Stimmung sind, daß wir das Leben verzerrt sehen, und unserem Denken in diesem Zustand mißtrauen, dann könnten wir den Schlüssel zu gesunder psychischer Funktionsfähigkeit finden. Probleme kommen uns stets weniger dringlich und leichter zu lösen vor, wenn unsere Stimmung die Möglichkeit hat, sich zu bessern.

Wenn wir aufhören, unserer gedrückten Stimmung durch analytisches Denken neue Nahrung zu geben, vermögen wir unser Lebenstempo zu drosseln. Wir erkennen dann, daß wir ein echtes Problem haben, mit dem wir uns befassen müssen und das aller Wahrscheinlichkeit nach auch noch dasein wird, wenn sich unsere Stimmung gehoben und unser gesunder Menschenverstand wieder eingesetzt hat.

Ganz im Hier und Jetzt aufgehen

Zum Erreichen geistiger Gesundheit ist es vor allem wichtig, im Hier und Jetzt zu leben. Und genau das wird uns durch zuviel analytisches Denken – über denselben Gedanken zu brüten, ohne das Schema zu erkennen – schwergemacht. Wer sich im analytischen Denken verfängt, der wird ständig von den gleichen Gedanken verfolgt; man hat den Kopf voll und erkennt nicht, daß man sich nur vorübergehend in einer schlechten Stimmung befindet.

Der Anlaß dazu kann so gut wie alles sein – die Höhe des benachbarten Zauns, unsere finanzielle Situation, der böse Blick, den uns ein Fremder zuwirft, die Länge der Schlange vor einer Kasse, die unrealistischen Erwartungen des Arbeitgebers, die Verschwendungssucht unseres Lebenspartners und so weiter. Wegen jeder Kleinigkeit kann man sich im analytischen Gedankenlabyrinth verirren.

Einer der wichtigsten Punkte, die man verstehen muß, um zum Rhythmus des Lebens hinunterzuschalten, ist folgender: Die Tatsache, daß Sie *überhaupt* über etwas brüten, ist ausschlaggebender für die Art und Weise, wie Sie sich fühlen, als die einzelnen Details, über die Sie sich aufregen.

Das soll nicht heißen, daß das, worüber Sie sich Sorgen machen, nicht auch wichtig sein kann. Wenn dem so ist, werden Sie etwas dagegen tun wollen. Alkoholiker müssen mit dem Trinken aufhören. Arbeitslose müssen eine Stelle finden. Alleinerziehende mit fünf Kindern müssen Wege finden, ihrer Verantwortung nachzukommen. Politiker müssen Lösungen für Probleme unserer Gesellschaft finden. Es geht nicht darum, ob wir etwas in der jeweiligen Angelegenheit tun oder nicht, sondern *wie* wir vorgehen wollen – mit Hilfe des gesunden freiflottierenden Denkens oder aus einer besorgten, verzweifelten Gemütsverfassung heraus. Geht man davon aus, daß Gedanken und Gefühle ein und dasselbe sind, werden Sie sich um so schlechter fühlen, je mehr Sie sich von Ihren Gedanken gefangennehmen lassen. Ob Hausmeister oder Vorstandsvorsitzender, keiner wird sagen: »Ich fühle mich besser, wenn ich über etwas nachgrüble, als wenn ich ruhig und entspannt bin.« Tatsache ist, wenn Sie durch Ihre Gedanken erdrückt werden, können Sie niemals Ihr Bestes geben. Außerdem verlieren Sie auch die Fähigkeit, den Gesamtzusammenhang zu erkennen. Ihnen kommen Ihre Probleme und Sorgen schlimmer vor, als sie es tatsächlich sind, und Sie sehen keine Lösungsmöglichkeiten. Sie hetzen hin und her und schaffen doch nur wenig. Sie haben Ihr gesundes psychisches Funktionieren aus den Augen verloren. Wenn Sie von Gedanken überwältigt werden, sind Sie nicht im Hier und Jetzt. Ihr Verstand befaßt sich mit der Vergangenheit, denkt also aktiv über etwas nach, das längst vorbei ist – ob es sich nun um ein Ereignis aus der Kindheit handelt oder um etwas, das am Morgen beim Frühstücken geschehen ist. Unser Verstand spielt bisweilen auch etwas durch, was in der Zukunft passieren könnte (oder auch nicht) – wie es sein wird, wenn die Kinder das Haus verlassen, was Ihre Frau denken wird, wenn Sie ihr erzählen, daß Sie eine Stelle in einer anderen Stadt angenommen haben und so weiter. Die Folge ist: Sie sind nicht im Hier und Jetzt. Wir wollen keinesfalls Ihre Sorgen bagatellisieren. Vielmehr möchten wir zeigen, wie Ihr Denken Sie ablenkt vom Jetzt, ablenkt vom gesunden psychischen Funktionieren.

Weggabelungen

In jedem Augenblick Ihres Lebens stehen Sie an einer Weggabelung und müssen sich für eine Richtung entscheiden. Wir wollen den Weg, der nach links abzweigt, »Allee des Gedankenlabyrinths« nennen. Dies ist die Straße, der Sie folgen, wenn Sie ständig analysieren, was vor sich geht, Motive in die Handlungen anderer Menschen hineindeuten oder sich vorstellen, was diese wohl denken – eine ungesunde Denkweise. Die Richtung ist uns jedoch vertraut, ja wir schlagen sie jeden Tag unzählige Male ein.

Hier ist ein Beispiel für eine Reise auf der Allee des Gedankenlabyrinths: Sarah wacht am Montag auf und steigt langsam aus dem Bett. Es ist ein wunderschöner Tag, und sie hat ein sehr nettes Wochenende verbracht. Außerdem freut sie sich schon auf das nächste Wochenende, an dem sie mit einigen Freunden zum Zelten gehen möchte. Auf einmal sieht Sarah auf die Uhr: Es ist 7 Uhr 15. Eine Reihe von Gedanken schießen ihr durch den Kopf: »Verdammt, ich muß mich mal wieder beeilen! Der Verkehr ist so schlimm in letzter Zeit. Ach, wie ich Montage hasse. Gott, es gibt soviel zu erledigen! Ach je, später ist doch die Sitzung mit Joe, und ich habe ganz vergessen, ihm letzte Woche die Pläne zu schicken.« Klingt das vertraut? Wohl schon, denn ziemlich viele Menschen beginnen ihren Tag auf diese Weise.

Sarah ist nicht weit davon entfernt, sich im Gedankenlabyrinth zu verfangen. Alles fängt ziemlich harmlos an, scheint so normal, daß es kaum auffällt. Sarah hat keine Ahnung, daß sie einer falschen Denkweise folgt, und es ist ihr auch egal. Ihr ist nicht bewußt, daß dies ihr Wohlbefinden, ihre innere Weisheit und die Fähigkeit beeinträchtigt, geringfügige Probleme, die ihr durch den Kopf gehen, zu lösen. Sie hat den Eindruck, ihr Leben sei kompliziert und stressig. Es kommt ihr gar nicht in den Sinn, daß ihr Denken bei ihrem Gefühl von Überlastung und Streß eine Rolle spielt, geschweige denn, daß es die Ursache dafür ist. Wir können uns vorstellen, wie ihr Tag verlaufen wird, wenn sie sich in dieser Richtung weiterbewegt – was aller Wahrscheinlichkeit nach der Fall sein wird. Da Sarah nicht erkennt, was sie sich antut, wird sie einfach genauso weitermachen wie bisher. Sie wird über weitere Dinge nachdenken, die sie noch zu erledigen hat, bis sie sich völlig unter Streß fühlt. Vermutlich wird sie ihr Gefühl von Überlastung dann mit ihren Freundinnen im Büro besprechen und schon einmal geistig viele der anstehenden Aufgaben in ihrem Job durchspielen. Sie ist wahrscheinlich schon vor dem Mittagessen müde, gereizt, verärgert und ausgebrannt. Doch denkt sie nur wieder: »So ist das Leben eben. Dieser Job da hat schuld.« Sie glaubt, wenn sie eine andere Stelle fände, würde sie sich nicht so kaputt fühlen. Sicher erkennen Sie bereits, daß dieser Ansatz nicht stimmen kann. Sarahs Neigung, mit ihrem Denken nicht im Hier und Jetzt zu verweilen, ihre Gedanken viel zu ernst zu nehmen, ist nur zu vertraut. Auch unter veränderten Voraussetzungen würde sich dieser Prozeß abspielen – wäre sie nun Kellnerin, Betriebsvorsitzende oder Lehrerin. Es ist also völlig egal, wie unser Leben äußerlich aussieht; ausschlaggebend ist, wie wir mit unseren Gedanken umgehen. Und das hängt wiederum vollkommen von unserem Verständnisgrad ab – wie wir das Leben sehen.

Bedenken Sie auch, daß wir in diesem Beispiel jemanden vorgestellt haben, dessen Leben nicht besonders schwierig ist. Stellen Sie sich vor, was erst passieren würde, wenn Sarah arbeitslos wäre, in einer Sozialwohnung lebte oder Drogen nähme. Was würde mit ihr geschehen, wenn ihr Mann sie verlassen und die Kinder mitnehmen würde? Ein analoger Vorgang würde sich in ihrem Denken abspielen, nur daß es um soviel mehr ginge.

Sehen wir uns nun dieselbe Szene an, jedoch mit einem anderen Ende. Diesmal sieht Sarah die andere Abzweigung an der Weggabelung. Die Straße nach rechts steht für ein gesundes psychisches Funktionieren. Wir wollen diese Richtung »Straße zur Gelassenheit« nennen. Sarah wacht also am Montag auf und steigt langsam aus dem Bett. Es ist ein wunderschöner Tag, und sie hat ein sehr nettes Wochenende verbracht. Außerdem freut sie sich schon auf das nächste Wochenende, an dem sie mit einigen Freunden zum Zelten gehen möchte. Auf einmal sieht Sarah auf die Uhr: Es ist 7 Uhr 15. Eine Reihe von Gedanken schießen ihr durch den Kopf: »Verdammt, ich muß mich mal wieder beeilen! Der Verkehr ist so schlimm in letzter Zeit. Ach, wie ich Montage hasse! Gott, es gibt soviel zu erledigen! Ach je, später ist doch die Sitzung mit Joe und ich habe ganz vergessen, ihm letzte Woche die Pläne zu schicken.«

Diesmal merkt Sarah jedoch, was in ihrem Denken vor sich geht. Ihre unangenehmen Gefühle signalisieren ihr, daß etwas nicht stimmt. Sie ertappt sich dabei, wie sie sich direkt im Gedankenlabyrinth zu verirren droht. Als ihr auffällt, wie ihre Gedanken vom Hier und Jetzt wegdriften und sich mit Sorgen und Groll füllen, sagt sie sich: »Mensch, bloß nicht wieder der alte Fehler!«

Sarah hat also erkannt, wie leicht und verführerisch es doch ist, den eigenen negativen Gedanken zu folgen. Doch wird ihr bewußt, daß das Problem nicht in dem begründet liegt, worüber sie sich gerade aufregt, sondern daß sie sich mit ihren Gedanken in ein Labyrinth begeben hat – so verlockend das manchmal auch sein mag. Sie weiß, daß ihr ungesundes analytisches Denken die Ursache ihres derzeitigen Streßgefühls ist und daß sie sich zusätzlich noch wie gelähmt vorkäme, wenn sie sich, statt sich wegen ihres gehetzten Lebens zu sorgen, jetzt wegen der Ratenzahlungen für ihr Auto den Kopf zerbrechen würde. Ihr ist bewußt, daß ihre Gefühle ihre Gedanken sind, und daher kann sie dem Leben auf gesündere Weise begegnen.

Weil Sarah sich früh genug ertappt und zum freiflottierenden Denken zurückkehrt, hat sie ihre Gefühle schnell wieder im Griff und schwenkt in Richtung gesundes psychisches Funktionieren um. Sie kann darüber lachen, daß sie mal wieder in die alte Angewohnheit verfallen ist. Anstatt ihre Gedanken unkontrolliert davonrasen zu lassen, findet sie zurück zum Rhythmus des Lebens, regt sich nicht weiter auf und genießt die Zeit, die ihr noch bleibt, bevor sie sich zur Arbeit auf den Weg machen muß.

Sarah ist sich dabei der Tatsache sehr wohl bewußt, daß sie es versäumt hat, Joe die Pläne zu geben. Weil sie innerlich jedoch zur Ruhe gekommen ist, lenken hektische Gedanken weniger ab, und sie hat eine Idee, wie sie das Problem am besten meistern kann. Sie tut nicht so, als hätte sie gar nicht so viel zu erledigen, und sie hat auch vor, jeder ihrer Aufgaben nachzukommen. Ihr Terminplan und ihre Liste mit Erledigungen sind noch immer vollgestopft, aber weil ihre Gedanken auf das Jetzt statt auf Künftiges gerichtet sind, erscheinen ihr diese Verpflichtungen weitaus überschaubarer. In aller Ruhe beschließt sie, sorgfältig Prioritäten zu setzen und eins nach dem anderen so gut wie möglich zu erledigen. Wichtiger noch, sie erkennt, daß nichts auf ihrer Liste (oder irgendeiner Liste sonst) es wert ist, sich deswegen das Leben schwerzumachen.

Je höher unser Verständnisgrad, desto öfter bemerken wir, daß unsere Gedanken auf das Hier und Jetzt gerichtet sind. Uns fällt öfter auf, daß wir denken – entweder in der freiflottierenden oder in der analytischen Denkweise. Die Erkenntnis, daß wir denken, befreit uns sodann von geistigen Gewohnheiten, die uns in unserer Hektik davon abgehalten haben, psychisch gesund zu funktionieren. In gewissem Sinne müssen wir also wissen, was wir *nicht* tun sollten. Wenn Sie in einem wunderschönen Garten Unkraut jäten, verbleibt reine Schönheit. Es ist nicht nötig, weitere Pflanzen zu setzen, sondern nur das zu entfernen, was die schon vorhandene Schönheit beeinträchtigt. Und wenn Sie ungesundes Denken entfernen, verbleibt ebenso nur gesundes psychisches Funktionieren. Schlicht und einfach. Sobald wir merken, daß unser Denken sich vom Jetzt entfernt, schalten wir aus der analytischen auf die freiflottierende Denkweise um. Unsere geistige Gesundheit tritt zutage, und wir beginnen zurückzufinden zum Rhythmus des Lebens. Wir regen uns nicht mehr auf.

✣ *Zusammenfassung* ✣

Wenn wir zum Rhythmus des Lebens zurückfinden, erfaßt uns ein Gefühl der Ruhe und des Friedens, das unser ganzes Wesen und Dasein erfüllt. Anstatt uns ständig gehetzt, in Eile und frustriert zu fühlen, sind wir ruhig, froh und neugierig. Auch wenn wir unser Tempo drosseln, geschieht Negatives, aber wir regen uns weniger darüber auf, als wenn wir uns in einer gehetzten Verfassung befänden.

Die Metapher vom Baseballspieler verdeutlicht diesen Punkt. Wenn ein Spieler der ersten Liga »im Spiel« ist, scheint der geworfene Ball wie in Zeitlupe auf ihn zuzukommen. In Wirklichkeit rast der Ball natürlich auf ihn zu, oft mit einer Geschwindigkeit von mehr als hundertfünfzig Stundenkilometern! An den Fakten ändert sich nichts. Was sich ändert, ist seine Wahrnehmung, die wiederum sein Selbstvertrauen in seine eigenen Fähigkeiten erhöht. Seinem Empfinden nach bewegt sich der Ball langsamer, weshalb es ihm, insofern er auf freiflottierend geschaltet hat, leichter zu fallen scheint, den Ball zu treffen.

Dasselbe spielt sich in unserem Alltag auch ab. Wenn der Verstand in ein gemäßigteres Tempo schaltet, können wir das Leben klarer erkennen. Wir müssen uns immer noch mit denselben Problemen herumschlagen, aber sie sehen anders aus: keine Katastrophen, die uns zu erdrücken scheinen, sondern Probleme, die es zu lösen gilt und die versteckte Chancen bergen.

Gefühle sind der Mechanismus, der uns wissen läßt, wann unser Verstand vorschnell reagiert und es an der Zeit ist, das Tempo zu reduzieren. Wie ein Küchenwecker, der anzeigt, daß das Essen fertig ist, klingelt ein innerer Summer, sobald wir ungesund denken. Wenn Sie auf diese Gefühle hören und auf das vertrauen, was sie Ihnen sagen, werden Sie zu Frieden und Freude geistiger Gesundheit finden. Nie wieder wird Ihnen das Leben wie ein einziger Notfall erscheinen! Sie haben keinen Grund mehr, sich aufzuregen!

3.

Zurück ins Hier und Jetzt

Die Gegenwart ist der Augenblick,
die Vergangenheit war ein Augenblick,
die Zukunft wird ein neuer Augenblick sein.

Oft geraten wir ausgerechnet dann, wenn alles glatt zu laufen scheint, auf einen Weg zurück ins Gedankenlabyrinth, ins ungesunde, gehetzte Denken – sorgen uns wegen einer Rechnung, grübeln über die Zukunft nach, bedauern die Vergangenheit, ärgern uns über etwas, das am Arbeitsplatz passiert ist, oder haben nur das vor Augen, was am nächsten Tag alles zu erledigen ist. Es gibt unzählige Möglichkeiten, vom Weg abzukommen. Sie alle haben jedoch eines gemeinsam: Sie sind das Ergebnis unseres eigenen Denkens. Wenn wir erkennen, daß wir denken – wenn wir gewahr sind, daß *wir* die Denkenden sind, die auch Verantwortung für ihre Gefühle tragen –, dann haben wir die Chance, aufzuwachen und sanft ins Hier und Jetzt zurückzugleiten.

In diesem Kapitel wollen wir einige der Wege aufzeigen, wie man leichter und schneller zum richtigen Kurs zurückfindet – für den Fall, daß man von ihm abgekommen ist oder zu sehr aufs Tempo gedrückt hat. Vielleicht möchten Sie ja später einmal, wenn Sie merken, daß Sie hetzen oder in Eile geraten, auf diese Punkte zurückkommen. Vier einfache Schlüssel helfen Ihnen, zurück ins Hier und Jetzt zu finden.

Vier Schlüssel, um zurück ins Hier und Jetzt zu finden

- Zuhören;
- Die Weisheit im Nicht-Wissen erkennen;
- Vertrauen haben in die freiflottierende Denkweise;
- Probleme in den Hinterkopf verbannen.

Zuhören

Sehr wenige von uns hören anderen Menschen wirklich zu. In der Regel sind wir, wenn jemand anders spricht, in unsere eigene Welt des analytischen Denkens vertieft und warten höchstens respektvoll ab, bis wir an der Reihe sind mit Reden. Zuhören – wirkliches, aufrichtiges Zuhören – ist jedoch einer der Hauptmechanismen, um unsere Aufmerksamkeit wieder auf das Hier und Jetzt zu richten, auf gesundes psychisches Funktionieren.

Die meisten von uns wurden durch das Schulsystem darauf getrimmt, ausschließlich mit Hilfe der analytischen, verarbeitungsorientierten Denkweise zuzuhören; sie besteht aus Konzentrieren und Auswendiglernen. Wir vergleichen mental das, was wir hören, mit dem, was uns schon vertraut ist – stimmen zu, stimmen nicht zu und verarbeiten die Daten, die hereinkommen. Obwohl diese Art des Zuhörens in gewissen Lernsituationen durchaus angebracht ist, gibt es Gelegenheiten, in denen sie uns vom Hier und Jetzt entfernt.

Die Art von Zuhören, die wir propagieren, sieht anders aus: zuhören, ohne etwas im Kopf zu haben – ohne Interpretationen, Vorurteile oder

Erwartungen. Dieses Zuhören findet im freiflottierenden Denken statt. Wenn wir auf diese Weise zuhören, fließen unsere Gedanken sanft, und wir können uns vom Leben, wie es in just jenem Augenblick geschaffen wird, berühren lassen. Wer so zuhört, merkt schnell, wenn er vom Weg abkommt, sich vom Jetzt entfernt.

Überlegen Sie einmal, was geschieht, wenn wir uns zum reinen Vergnügen Musik anhören. Wir hören sie uns nicht an, um die Melodie zu kritisieren, den Text auswendigzulernen oder herauszufinden, in welcher Tonart das Stück gespielt wird; wir genießen einfach den Klang. Wenn Sie sich Musik auf diese Weise anhören, dann *fühlen* Sie die Musik und werden von ihr auch berührt.

Wenn wir uns dieselbe Musik mit Hilfe unserer analytischen Denkweise anhören, können wir zwar die Besonderheiten von Text, Rhythmus, Melodie und so weiter beschreiben, bleiben aber höchstwahrscheinlich völlig emotional unbeteiligt.

Gehen wir als »sanfte Zuhörer« durchs Leben, sind wir uns stets unseres Denkens gewahr, das heißt, wir sind uns ständig der Tatsache bewußt, daß wir denken, sowie der Wirkung, die dieses Denken auf uns hat. Dieses bewußte Erleben unserer Gefühle und Empfindungen gestattet es uns, reibungslos durch die Launen, Emotionen und Widrigkeiten des Lebens zu steuern.

Es hilft, sich der Arten des Denkens bewußt zu sein, die uns vom Hier und Jetzt wegtragen: Interpretation und Zustimmung beziehungsweise Ablehnung.

Wenn wir interpretieren, was jemand anderer sagt oder was wir beobachten, filtern wir die Erfahrung durch unser Gedächtnis. Damit durchleben wir unsere Vergangenheit erneut, anstatt das Jetzt, das sich in just jenem

Moment zuträgt, zu erfahren. Wenn wir ständig interpretieren, was wir hören, bestimmen wir, was uns gefällt oder auch nicht gefällt, allein auf der Basis, wie es sich in unsere bestehenden Überzeugungen einpassen läßt – in das, was wir bereits kennen und für wahr halten –, anstatt dieser Sache mit Unvoreingenommenheit zu begegnen. Nehmen wir zum Beispiel an, Ihr Partner spricht mit Ihnen über eine Auseinandersetzung, die er mit den Nachbarn hatte. Wenn Sie das, was Sie hören, interpretieren, während er davon erzählt, werden Sie Ihre Schlüsse ziehen, noch ehe er ausgeredet hat. Sie denken vielleicht: »Das habe ich schon mal gehört«, oder: »Er sucht ständig Streit«, oder: »Dieser Nachbar ist wirklich kein angenehmer Mensch.« Ihre Erfahrung des Jetzt wird durch Ihre vergangenen Urteile und Erinnerungen (negativ) beeinflußt. Diese Art des Zuhörens veranlaßt manche Menschen zu klagen: »Er hört mir nie richtig zu.« Sie mögen zwar körperlich anwesend sein, hören aber nicht hundertprozentig im Hier und Jetzt zu. Wahres Zuhören heißt, einer neuen Sache gegenüber offen zu sein, ohne sie mittels vergangener Erfahrungen zu interpretieren oder uns durch unsere eigenen Gedanken zu dem Ereignis übermäßig beeinflussen zu lassen. Bei diesem Beispiel würde man also die Bemerkungen des Partners ohne inneren Kommentar anhören, würde seine Worte mit Liebe und Respekt aufnehmen. Es ist die Art von Zuhören, welche das Gegenüber sagen läßt: »Sie/er kann gut zuhören.«

Die zweite Art des Zuhörens, die uns vom Hier und Jetzt ablenkt, kann man als zustimmendes beziehungsweise ablehnendes Zuhören bezeichnen. Wenn wir jemandem zuhören und gleichzeitig darüber nachdenken, ob wir seiner Meinung sind oder nicht, beschneiden wir uns sehr in dem, was wir lernen können. Es ist, als wären wir in unseren bestehenden Überzeugungen gefangen. Sie haben sich bestimmt schon einmal mit jemandem unterhalten, der ständig Ihre Worte kommentierte: »Das stimmt, jawohl. Nein, das sehe ich nicht so. Ja, ja. Nein. Genau. Das glaube ich eher nicht.« Nahezu alles, was Sie sagten, wurde durch den zustimmenden oder ablehnenden Filter Ihres Gesprächspartners geleitet. Wie beim Interpretieren beeinflußt auch das zustimmende/ablehnende Zuhören die gegenwärtige Unterhaltung durch bereits bestehende Ansichten; es ist also kein wirkliches Zuhören. Wenn wir jemandem – selbst wenn wir zuvor in der Sache anderer Meinung waren – mit Ruhe und Offenheit zuhören, wird sich ein neues Bewußtsein einstellen, das uns weitere Horizonte eröffnet. Wahres Zuhören erlaubt uns, unsere Meinung zu ändern. Es erlaubt uns, etwas auf völlig neue Weise zu sehen. Es verleiht uns die Kraft zu sagen: »So habe ich das noch nie gesehen!« Es ist diese Art des Zuhörens, die sowohl Vergnügen bereitet als auch Wissenszuwachs garantiert; es hält Sie im Hier und Jetzt. Bei dieser Art des Zuhörens gibt es keinerlei Nachteile. Sie haben immer die Wahl, alles, was Sie gehört haben, später wieder zu verwerfen.

Zuhören ist in gewissem Sinne Gedankenerkennung. Bei sanftem Zuhören können wir die Qualität unseres Denkens, unsere Empfindungen und Gefühle für das Leben um uns herum wahrnehmen. Wahres Zuhören ist voller Liebe und Respekt. Wahres Zuhören ermöglicht es uns, auf den rechten Weg und ins Hier und Jetzt zurückzukehren.

Die Weisheit im Nicht-Wissen erkennen

Oft liegt die Antwort auf ein Problem oder Dilemma nicht sofort auf der Hand, und wir wissen nicht, was wir tun sollen. Wie schon gesehen, läßt sich ein Problem nämlich nicht auf der gleichen Ebene des Denkens lösen, auf der es entstand; wir müssen also auf eine andere Denkweise umschalten. Wenn uns die Antwort auf ein bestimmtes Problem nicht bekannt ist, können wir gewöhnlich keine Lösung finden, indem wir dieselbe Information einfach immer wieder durchgehen. Wir erreichen so nur, daß unser Verstand ununterbrochen beschäftigt ist und unter Druck gerät. Und das führt zu Streß. Wir alle kennen das Gefühl, in »Gedankentreibsand« festzusitzen, wenn unsere geistigen Anstrengungen uns immer tiefer in unserem analytischen Denken versinken lassen. Dies ist ein Beispiel für die falsche Verwendung der analytischen Denkweise.

Probleme lassen sich am besten lösen, wenn man sein kreatives Denken einschaltet, ein Strömen von Gedanken, die sich ganz automatisch einstellen, sobald wir unseren Kopf von analytischem Denken freimachen. Diese tiefere Intelligenz, das freifließende Denken, hebt uns auf eine höhere Verständnisebene und liefert uns normalerweise all die Antworten, die wir brauchen. Die Bereitschaft und die Demut zuzugeben, daß wir etwas nicht wissen, daß unser analytisches Denken uns nicht die erhofften Antworten zu vermitteln vermag, ist der erste Schritt zum freiflottierenden Denken. Mit der Zeit werden Sie darauf vertrauen lernen, daß diese reflektierende Denkweise Ihnen fast alle Antworten gibt.

Wenn wir uns eingestehen, daß wir nicht weiterwissen, und lernen, dies gelassen hinzunehmen, dann wird es uns möglich, inmitten des Chaos Ruhe zu finden und öfter im Hier und Jetzt zu leben. Wir werden uns nach dem Rhythmus des Lebens richten. Es mag ironisch erscheinen, aber inmitten des Sturms die Ruhe zu bewahren ist nur dann möglich, wenn wir darauf vertrauen, daß *Nicht-Wissen* oft der beste Weg zu einer Antwort ist. Antworten erzwingen zu wollen, vorzugeben oder uns vorzumachen, daß wir genau wissen, was wir tun, und gewohnte Denkschemata führen dazu, daß wir hektisch bleiben, abgewandt vom Jetzt, und übereilt handeln. Oft stellt sich eine Erkenntnis nur ein, wenn wir hundertprozentig akzeptieren, daß wir eben *nicht* wissen, was das Beste wäre. »Ein Narr weiß alles; ein Weiser weiß nichts.«

Vertrauen haben in die freiflottierende Denkweise

Um uns von unseren wirbelnden Gedanken zu befreien, müssen wir wissen und darauf vertrauen, daß die freiflottierende Denkweise manchmal mächtiger, kreativer und wirkungsvoller ist als unser analytisches Denken. Das trifft vor allem auf Situationen zu, in denen wir keine Antwort parat haben oder nicht wissen, wie wir ein Problem überhaupt angehen sollen. Selbst bei etwas so Banalem wie einer Telefonnummer, die uns entfallen ist, Adressen oder Namen müssen wir bisweilen erst »loslassen«, damit die Antwort sich einstellen kann. Wie oft haben Sie nicht schon erlebt, daß Sie sich auf einer Party vergeblich eines Namen zu entsinnen versuchten, und dann fiel er Ihnen auf der Heimfahrt urplötzlich ein? Es ist kein Zufall, daß Sie sich genau dann an etwas erinnern, wenn es für Sie nicht mehr wichtig ist. Unser Gedächtnis und kreatives Denken funktionieren unter Druck nicht so gut. Wenn wir entspannen und unser Lebenstempo drosseln, schaltet sich ganz von selbst unser freiflottierendes Denken ein. Wir müssen gar nichts tun.

Viele von uns haben die Angewohnheit, ihr Leben immer wieder durchzugehen, daran zu denken, was sie heute zu erledigen haben, was sie gestern getan haben oder was in Zukunft nötig sein wird. Wir lassen unseren Verstand nicht zur Ruhe kommen, beschäftigen ihn mit einer Liste von noch zu erledigenden Dingen, um so auf das Unerwartete vorbereitet zu sein. Diese Angewohnheit läßt uns länger in der analytischen Denkweise verharren, als es gut für uns ist. Sie hält uns davon ab, uns dem Hier und Jetzt zu öffnen, denn unsere Gedanken sind auf die Vergangenheit oder die Zukunft fixiert. Dadurch gehen unsere Spontaneität und Offenheit verloren. Manche Menschen glauben, daß sie ineffizient oder vergeßlich werden, falls sie nicht alles analysieren und auflisten, was sie tun. Diese Überzeugung ist für einen Großteil der Hektik in unserer turbulenten Welt verantwortlich. Wir glauben offensichtlich nicht daran, daß wir automatisch anhalten und tanken werden, wenn es notwendig ist, die Telefonrechnung pünktlich bezahlen oder das Memo an unseren Kunden schicken. Doch in Wirklichkeit entdecken wir, wenn unser Verstand entspannt ist, im Rhythmus des Lebens ruht und wir unserer freiflottierenden Denkweise vertrauen, einen intelligenten Gedankenfluß, der uns *immer* darüber informiert, was wir wann brauchen. Die Anwendung der freiflottierenden Denkweise wird Sie also gerade nicht zu einem vergeßlichen, unverantwortlichen Menschen machen. Im Gegenteil, je stärker Sie Ihr Lebenstempo drosseln, desto weniger vergeßlich werden Sie. Sie werden umsichtiger arbeiten und leben. Ihr Gedächtnis, Ihre Weisheit und Kreativität werden an Effizienz zunehmen. Anstatt herumzuhetzen, hierhin und dorthin zu jagen, werden Sie ruhig und sichtbar entspannt bleiben.

Das Vertrauen in dieses Strömen von intelligentem Denken wird mit der Zeit stärker. Je mehr wir von unserem analytischen Denken ablassen, desto mehr Raum bleibt für ein gesundes, natürliches Fließen der Gedanken. Freiflottierendes Denken ist stets präsent, um uns in unserem Alltag – in Haushalt, Beruf, bei der Kindererziehung und bei gesellschaftlichen Verpflichtungen – zu helfen. Vertrauen in die freiflottierende

Denkweise macht dem Wissen Platz, daß diese Denkweise die natürlichste, freudigste und wirkungsvollste Art ist, unseren Alltag zu meistern.

Denkanstoss

Wenn Sie sich wieder einmal an etwas nicht erinnern können – einen Namen, ein Fakt, ein Lied, daran, was Sie eigentlich gerade tun wollten –, dann denken Sie daran, daß das Fehlen einer Antwort nichts über Ihre Intelligenz aussagt. Nehmen Sie es einfach hin, daß Sie die Antwort im Augenblick nicht wissen, sie sich jedoch sicher einstellen wird, sobald Sie nicht mehr krampfhaft überlegen – wenn es Ihnen egal ist. Prüfen Sie, ob Sie entdecken können, wie wirkungsvoll es ist, etwas *nicht* krampfhaft zu versuchen.

Probleme in den Hinterkopf verbannen

Die Herausforderung ist das Wichtige. Vielleicht finde ich nicht sofort die Antwort. Vielleicht muß ich mich abwenden, eine Tasse Kaffee trinken, doch wenn ich zurückkomme, wird die Idee sich einstellen.

Emil Vollmer, *Erfinder und Ingenieur*

Gelegentlich hoffen wir auf eine Lösung, doch fällt uns in diesem Augenblick nichts ein, oder das, was uns einfällt, ist nicht ausreichend. Was dann? Bedeutet dies, daß unser freiflottierendes Denken nicht funktioniert? Keineswegs. In diesem Fall hilft es, das Problem in den Hinterkopf

zu verbannen. Das heißt, Sie denken nicht mehr aktiv darüber nach, sondern »vergessen« es einfach vorübergehend.
Schieben Sie alles – Probleme, Lösungsmöglichkeiten, Fakten und Zeitpläne – beiseite, während Sie im Hier und Jetzt weiterleben.

Damit wird zweierlei erreicht:

- Wir können herunterschalten ins Hier und Jetzt und uns auf das konzentrieren, was im Augenblick geschieht, und das Leben genießen;
- Es wird so unser kreativstes und intelligentestes Denken eingeschaltet, um an Problemen zu arbeiten, für die wir keine unmittelbare Antwort haben.

Joe unterhielt sich beispielsweise kürzlich mit einer Freundin, die nicht wußte, wie sie sich in ihrer neuen Beziehung zu einem Mann verhalten sollte; sie hatte sich sichtlich im analytischen Gedankenlabyrinth verfangen. Sie stellte sich Fragen wie: »Soll ich mich weiterhin mit ihm treffen? Sollten wir mehr zusammen unternehmen? Was werden meine Eltern von ihm halten? Was denke ich von ihm?« Sie war beunruhigt, verwirrt, frustriert und fühlte sich unter Druck. Ihr Dilemma nahm sie so sehr gefangen, daß sie seine Gesellschaft nicht mehr genießen konnte. Es war offensichtlich, daß ihr analytisches Denken sich störend auswirkte, ihr keinen guten Dienst erwies. Sie schien nicht mehr zu vernehmen, was ihr Herz ihr zu sagen versuchte.
Sie mußte einen Schritt auf Abstand gehen und die Situation eine Weile ruhen lassen – zurückstellen, in den Hinterkopf schieben, bis ihre Gefühle sich klären konnten. Der Entschluß, anstatt der analytischen

der reflektierenden Denkweise zu vertrauen, verschaffte ihr richtiggehend Erleichterung. Binnen kurzer Zeit wurden ihre Gefühle klar, und sie beschloß, die Beziehung fortzusetzen. Der Prozeß der Entscheidungsfindung verursachte ihr fast keinen Streß. Anstatt übereilt eine Entscheidung zu erzwingen, war es ihr möglich zu warten, bis sich die Antwort fand.

Damit wollen wir natürlich nicht sagen, daß man mit dieser Methode eine Entschuldigung parat hat, etwas zu verdrängen oder aufzuschieben. Mit anderen Worten: Beginnen Sie mit Offenheit und dem Wunsch nach einer Lösung. Dann stellen Sie einfach alle Gedanken zurück. Weg in den Hinterkopf! Ihr Vertrauen in die freiflottierende Denkweise wird den Verstand auf eine Erkenntnis vorbereiten. Wenn Ihnen das Problem nach einer Weile wieder in den Sinn kommt, ist es vielleicht schon ein wenig klarer, wenngleich noch nicht völlig. Dann stellen Sie es ein weiteres Mal zurück, bis sich eine Lösung gefunden hat. Sie werden sofort merken, ob die Antwort stimmig ist. Ein Gefühl des Friedens, des Wissens wird sich einstellen. Lassen Sie die Antwort einfach an die Oberfläche kommen!

Man kann sich den Vorgang auch so vorstellen, daß man den Schlamm in einem See sich senken läßt, um so den verlorenen Gegenstand auf dem Grund entdecken zu können. Sie brauchen gar nichts weiter zu tun, als Ihre hastigen Gedanken zur Ruhe kommen zu lassen, um die offensichtliche Antwort zu erkennen, die auf dem Grund Ihres Verstands liegt.

Denkanstoss

Wenn Sie wieder einmal mit einer Sorge, einem Problem oder einer Herausforderung konfrontiert sind und sich daran die Zähne ausbeißen, dann packen Sie doch einfach alles in den Hinterkopf. Sagen Sie Ihrem Verstand, worum es sich handelt, wann Sie die Lösung benötigen und alle anderen wichtigen Details. Und dann lassen Sie los! Schauen Sie nicht alle fünf Minuten nach. Dadurch geht es auch nicht schneller. Machen Sie sich klar, sobald die Antwort sich einstellt, mit Hilfe welcher Denkweise sie entstand – dem freiflottierenden Denken. Je mehr Sie den Genius dieses freiflottierenden Denkens stärken, desto öfter können Sie sich ihm auch anvertrauen.

Die Fallstricke eines Lebens in Eile

Auf dreierlei Weise bringen wir durch unser Denken Hast und Eile in unser Leben. Als kleine Hilfe wollen wir diese Fallen beschreiben, damit Sie sie so gut wie nur möglich vermeiden können. Es handelt sich hierbei um:

- Analysen Ihrer Probleme und Ihres Lebens;
- Selbstverdammung, sobald Sie bemerken, daß Sie das Hier und Jetzt verlassen haben;
- Leben in der Vergangenheit.

Mögliche Vorkommnisse ständig zu überprüfen, zu analysieren, zu berechnen, abzuschätzen und sie sich vorzustellen, als wären sie tatsächlich passiert: Dieses Denken führt Sie weg vom Hier und Jetzt und direkt hinein ins Labyrinth der Gedanken. Wenn wir die analytische Denkweise falsch anwenden, drehen wir uns im Kreis, um eine Lösung oder Entscheidung zu erzwingen. Dies ist die Methode eines Ego, das versucht, das Leben vorauszusagen, anstatt das Unbekannte einfach auf sich zukommen zu lassen.

Natürlich gibt es durchaus Gelegenheiten, bei denen wir mit Hilfe unseres Gedächtnisses oder durch die Verarbeitung von Informationen, die uns bereits bekannt sind, eine sofortige Lösung finden können. Wie im ersten Kapitel besprochen, ist die analytische Denkweise keineswegs unser Feind; sie ist uns dann dienlich, wenn alle Variablen bekannt sind. Die analytische Denkweise ist somit ideal beim Planen, Zeiteinteilen, Berechnen, Auswendiglernen und Abrufen von Daten.

Probleme gibt es immer dann, wenn wir nicht zugeben wollen, daß wir gar nicht über sämtliche Informationen verfügen. Dann sollten wir uns dem Unbekannten fügen. Dieser Akt des demütigen Eingestehens, daß wir die Antwort nicht wissen, macht uns für die in uns ruhende kreative Intelligenz offen.

Selbstverdammung

Im Augenblick der Gedankenerkennung – jenem Moment also, in dem uns bewußt wird, daß wir uns mit unserem Denken selbst schaden – können wir zweierlei tun: Wir können dankbar sein, daß wir überhaupt bemerkt haben, daß wir uns im Labyrinth unserer Gedanken verlaufen haben. Oder wir können uns dafür verfluchen, so dumm gewesen zu sein. Wenn wir uns verurteilen, weil wir am Steuer unseres Denkens eingeschlafen sind, sinkt unser Mut und wir fallen immer tiefer hinab auf die Ebene unserer Erinnerungen und unseres analytischen Denkens. Uns selbst zu verurteilen macht also alles nur noch schlimmer.

Als Joe dabei war, sich die Prinzipien der Verstandespsychologie anzueignen, verfiel er in die Gewohnheit, seine Fortschritte zu messen. Oft schämte er sich, weil er sich oft noch immer im Gedankenlabyrinth verlief – als müßte er perfekt sein. Anstatt für seine Fortschritte dankbar zu sein, war er enttäuscht über seine mangelnde Perfektion.

Es gehört zum Wesen des Menschen, sich in der analytischen Denkweise festzufahren. Wenn Sie sich dabei ertappen, dann sagen Sie einfach mitfühlend und leichten Herzens: »Doch nicht schon wieder!« Sie sind nie mehr als einen Schritt vom gesunden Denken entfernt. Und es ist weniger wichtig, wie oft wir vom Weg abkommen, als wie gut wir wieder zurückfinden.

Selbstbejahung ist der Weg zum Leben im Hier und Jetzt.

Wenn wir zuviel in der Vergangenheit leben, können wir per definitionem nicht im Hier und Jetzt sein. In der Zeit, die Sie damit verbringen, etwas zu bedauern, sich schuldig zu fühlen, verlegen oder nachtragend zu sein, können Sie nicht in der Gegenwart leben. Natürlich gibt es stets Dinge, die wir gern korrigieren würden oder von denen wir wünschten, andere hätten sie nicht getan. Aber wenn wir zu oft darüber nachdenken, vergrößert sich nur die Chance, den Fehler und die damit eingehenden Schmerzen zu wiederholen.

In unserem Beruf haben wir vieltausendmal unschuldige Menschen erlebt, die Gefangene ihrer Vergangenheit waren. Dies ist die Hauptursache für psychische Störungen und Suchterkrankungen – die Unfähigkeit, sich von der Vergangenheit zu lösen. Sie können natürlich aus früheren Fehlern lernen und sind für Ihr Verhalten verantwortlich, aber versuchen Sie es möglichst zu vermeiden, ständig an die Vergangenheit zu denken. Indem Sie einen Großteil Ihres Lebens in der freiflottierenden Denkweise verbringen, können Sie sich lösen und sich mehr im Hier und Jetzt aufhalten. Jeder Augenblick kann dann mit erneuertem Geist und Einblick gelebt werden.

✣ *Zusammenfassung* ✣

Die Fallstricke, die uns davon abhalten, im Jetzt zu leben – das Analysieren, Selbstverdammen sowie in der Vergangenheit zu leben –, sind Angewohnheiten, über die wir von Zeit zu Zeit stolpern. Sie sind ein so fester Bestandteil des Alltags, daß wir uns nur selten der enormen Schäden bewußt sind, die sie uns zufügen. Es ist, als nähme man jeden Tag eine kleine Menge Gift – genug, um allmählich krank zu werden und sich schließlich umzubringen, aber doch nicht genug, um den Grund offenbar werden zu lassen, warum wir sterben. Diese Fallstricke sind psychologische Killer. Sie sind weitaus subtiler als beispielsweise ein Angstanfall, der uns sofort darauf aufmerksam werden ließe, daß wir zuviel analysieren, verarbeiten, uns sorgen. Diese Fallstricke sind gerade so destruktiv, uns von geistiger Gesundheit und vom Leben im Hier und Jetzt fernzuhalten.

Wenn wir die *gesunde* Art und Weise zuzuhören, die Bereitschaft zum Nicht-Wissen, das Vertrauen in die freiflottierende Denkweise üben und unsere Probleme unserem Hinterkopf zur Lösung überlassen, werden wir häufiger im Rhythmus des Lebens leben. Das Dasein im Jetzt hilft uns, unser hektisches Tempo zu drosseln, unser Leben im Lichte der Weisheit zu führen – uns nicht aufzuregen.

4.

Stress und unsere angeborene geistige Gesundheit

Das Hinunterschalten zum Rhythmus des Lebens läßt uns Aspekte des Lebens entdecken, die zuvor in der Hektik eines vielbeschäftigten Verstands untergingen. Wir können uns den strahlenden, freudigen Gefühlen öffnen, die in uns wohnen. Wir erkennen, daß hinter den Launen unserer Gedanken ein weiter Raum, eine Seelenruhe liegen, die dem in analytischem Denken gefangenen oder übereifrig arbeitenden Verstand unverständlich sind.

Sobald unser Verstand also aufhört, sich von einer Gedankenflut in die nächste zu stürzen oder sich krampfhaft an alte Überzeugungen zu klammern, gelangen wir zu den friedlichen Gefühlen unserer angeborenen geistigen Gesundheit.

Es gibt jedoch viele Gelegenheiten im Leben, in denen es unrealistisch, ja schier unmöglich erscheint, einen friedlichen, liebevollen Geisteszustand zu erreichen – in denen es den Anschein hat, als würde man vom Streß des Lebens überwältigt und als einzige Reaktion bliebe ein Hinaufschalten in Hast und Hektik.

In diesem Kapitel soll gezeigt werden, wie man mit Streß auch anders umgehen kann, daß man selbst in angespannten Zeiten zum Rhythmus des Lebens zurückfinden kann. Wir betrachten Streß nämlich nicht auf die herkömmliche Weise. Durch ein tieferes Verständnis für das gesunde psychische Funktionieren erkennen wir, wo Streß wirklich entsteht – in unserem eigenen Denken, daß Streß also nichts ist, was man sich in der Umgebung oder von anderen Menschen holt; im Gegenteil, wir selbst schaffen ihn in aller Unschuld, weil uns nicht klar ist, daß er durch unser Denken entsteht. Wir wollen damit nicht behaupten, daß es im Leben keine Situationen gibt, die sich durch Streß auszeichnen – wie Krankheit, Termindruck, finanzielle Probleme. Doch das Ausmaß, in dem wir Streß erleben, und auch der Streß selbst haben ihre Wurzeln in unserer Wahrnehmung des Lebens; diese wiederum ist geprägt von unserem Denken im Hier und Jetzt. Indem wir unsere Gedanken erkennen und auf einen gesunden Denkprozeß zusteuern, wird es offensichtlich, wie wir Streß nicht nur in den Griff bekommen, sondern ihn in hektischen Momenten sogar vermeiden können. Diese Einsicht wird erreicht, indem wir die sieben wichtigsten Schritte zur Streßreduzierung verstehen lernen.

Sieben wichtige Schritte zur Streßreduzierung

- Wissen, daß innerer Friede möglich ist;
- Zugeben, daß die Erfüllung all unserer Wünsche nicht die endgültige Lösung ist;
- Lernen, Probleme nicht geradewegs anzugehen oder eine Antwort erzwingen zu wollen;
- Verstehen, daß Streß in unserem Denken entsteht; sich nicht im Gedankenlabyrinth verirren;

- Lernen, flüchtige Gedanken nicht in eine Gedankenlawine ausarten zu lassen;
- Der Versuchung widerstehen, sich in Details zu verfangen;
- Die Streßtoleranz senken.

Wissen, daß innerer Friede möglich ist

All unsere Erfahrungen und Erlebnisse befinden sich in einem ständigen Strom des Wandels. Unsere Leistungen, Erfolge, Probleme und Schwierigkeiten kommen und gehen. Das gleiche trifft auch auf unsere Gedanken zu. Jeder einzelne Gedanke – jedes Neuron, das sich gebildet hat – hat einen Anfang, eine Mitte und ein Ende. Nur eine Erfahrung ist in unserem ganzen Leben stets da, wenn sie auch nicht immer bewußt erlebt wird: unsere angeborene geistige Gesundheit, die hinter diesen wechselnden Gedanken und Erfahrungen ruht. Obwohl es für die meisten von uns etwas ganz Normales ist, unsere geistige Gesundheit durch ängstliche, negative, überhastete und unsichere Gedanken zu überlagern, ist sie doch stets im Hintergrund vorhanden.

Wir alle erleben immer wieder Streßzeiten, doch variiert unsere Erfahrung von Streß erheblich, weil sie von unserem Denken im Hier und Jetzt abhängt. Was für den einen enormen Streß bedeutet, ist für einen anderen ein wunderbares Abenteuer; nur das Denken differiert. Streßauslöser sind jegliche äußeren Bedingungen, die von dem Menschen als streßreich empfunden werden. Unser Kollege George Pransky erzählt gern die Geschichte, wie er einmal T-Shirts für zweihundert Dollar das Stück verkaufte, die – so versicherte er – »hundertprozentig allen Streß verhindern, bis auf den, der im Denken des Trägers selbst entsteht«,

sonst würde das Geld »mit Freuden zurückerstattet«. Er war zuversichtlich, daß es keine Rückerstattungen geben würde. Sämtlicher Streß ist nämlich das Ergebnis des Denkens. Und daher vermeidbar.
Die Hoffnung ist eine mächtige Kraft. Wenn Sie innerlich wissen, daß es grundsätzlich möglich ist, Frieden zu finden, obwohl das momentan nicht der Fall ist, hält Ihnen die Hoffnung die Tür auf, zum Rhythmus des Lebens hinunterzuschalten, sich nicht aufzuregen und Zugang zu Ihrer geistigen Gesundheit zu finden.

Zugeben, daß die Erfüllung all unserer Wünsche nicht die endgültige Lösung ist

Es ist wichtig, daß wir den Unterschied zwischen dem erkennen, was die meisten Menschen für Glück halten, und was wahre, andauernde Zufriedenheit bedeutet. Die meisten Menschen setzen Glück mit der Erfüllung eines Wunsches gleich. Diese Art von Glück ist jedoch nur oberflächlich und nicht von Dauer. Wir sind glücklich, wenn wir bekommen, was wir wollen, und unglücklich, wenn dem nicht so ist. Wir versuchen ein Leben lang verzweifelt, das zu erhalten, was wir uns am meisten wünschen, und bemühen uns genauso verzweifelt, dem aus dem Weg zu gehen, was wir nicht wollen oder gar fürchten. Das Leben wird so zu einer Art Pingpongspiel, das wir mit uns selbst spielen. Rauf, runter, rechts, links – immer auf der Jagd nach etwas.
Irgendwie wissen viele von uns, daß unsere Bemühungen, etwas zu kontrollieren, das sich von Natur aus nicht kontrollieren läßt, uns nicht das gesuchte Glück bringen kann. Dennoch versuchen wir es immer wieder. Wir füllen unseren Kopf mit Vorstellungen darüber, was uns glücklich

machen würde. Wir reden uns ein, daß wir glücklich wären, wenn unser Partner uns anders behandeln würde. Wir wären glücklich, wenn unsere Rechnungen bezahlt wären oder wir mehr Geld verdienten. Wir wären ganz ohne Frage glücklicher, wenn unser Kind bessere Noten bekäme, wenn das Unkraut im Garten nicht so schnell nachwachsen würde oder wir mehr Zeit hätten. Die Liste ist endlos. Und jedesmal, wenn ein Wunsch in Erfüllung geht, ersetzen wir ihn durch einen neuen, stets in der Überzeugung, daß wir den ersehnten Frieden nun bestimmt finden werden, wenn uns dieser nächste Wunsch nur erfüllt würde. Wir alle haben unsere persönlichen Listen von Bedingungen, die realisiert sein müssen, ehe wir uns glücklich fühlen können.

Es besteht eine direkte Verbindung zwischen derartigen Wunschlisten und unserem Gefühl von Streß. Je mehr wir uns etwas wünschen, das wir nicht haben können, oder je mehr uns etwas aufgezwungen wird, das wir eigentlich nicht wollen, desto größer ist auch unser Gefühl von Streß. Wenn Sie beispielsweise glauben, Sie müßten, um sich sicher zu fühlen, doppelt soviel verdienen, werden Sie jedesmal Streß empfinden, wenn Sie an die Diskrepanz zwischen dem denken, was Sie haben, und dem, was Sie wollen. Je verzweifelter Sie sich ein höheres Einkommen wünschen, desto stärker wird der Streß. Oder Sie empfinden Streß, weil Sie nicht genug Zeit zu haben glauben, um alle anstehenden Aufgaben zu erledigen. »Wenn ich nur ein bißchen mehr Zeit hätte«, denken Sie, »würde ich mich viel weniger unter Druck fühlen.« Je mehr Sie aber darüber nachdenken, wie wenig Zeit Sie doch haben, desto überzeugter sind Sie von dem Streß in Ihrem Leben.

Typisch für all diese Beispiele ist das Klammern an die Hoffnung, daß die Erfüllung Ihrer Wünsche alle Probleme lösen und Sie glücklich machen würde. Sie hoffen beispielsweise auf eine Gehaltserhöhung, und wenn sie sich nicht einstellt, empfinden Sie das als Niederlage. Oder Sie bleiben nach Feierabend noch im Büro, um den Arbeitsrückstand aufzuholen, doch dann merken Sie, daß das unmöglich ist – es ist immer mehr Arbeit da als Zeit, um alles zu erledigen. Oder Sie lernen jemanden kennen und denken: »Der ist es!« – und sind wie am Boden zerstört, wenn Ihr neuer Freund sich als nur allzu menschlich erweist. Sie setzen im Kopf eine Bedingung fest, die erfüllt sein muß, damit Sie glücklich sein können, und benutzen dieselbe Bedingung als Waffe gegen sich selbst, wenn sie unerfüllt bleibt.

Leider ist die Zufriedenheit, die Sie empfinden, wenn Ihre Träume wahr werden, nur von kurzer Dauer. Die geistige Einstellung, die diese Bedingungen aufgestellt hat, verfährt nämlich nach dem gleichen Muster weiter. Falls Sie es schaffen, mehr Geld zu verdienen, werden Sie schnell einen Weg finden, es wieder auszugeben. Bald werden Sie noch mehr Geld benötigen. Oder Sie arbeiten jeden Tag nach Feierabend weitere zwei Stunden. Dann entdecken Sie, daß Sie trotz Ihrer Anstrengungen immer noch hinter dem Terminplan herhinken. Oder wenn Ihr neuer Bekannter sich tatsächlich als »der Richtige« erweist, werden Sie besorgt über die Möglichkeit nachdenken, daß er Sie irgendwann enttäuschen könnte.

Ohne das Bewußtsein, daß unsere Gedanken uns täuschen können, findet der Verstand immer wieder einen Weg, positive Gefühle mit dem Wunsch nach einer Veränderung zu überdecken.

Um weniger Streß im Leben zu empfinden, müssen Sie irgendwann einsehen, daß nichts endgültig gelöst wird, wenn Sie bekommen, was Sie sich wünschen. Es findet sich die Antwort vielmehr in einem Denken, einer Einstellung, die Ihnen gestattet, zufrieden zu sein, ganz egal, ob Sie das Gewünschte nun erhalten oder nicht.

Lernen, Probleme nicht geradewegs anzugehen oder eine Antwort erzwingen zu wollen

Es gibt zwei grundsätzliche Methoden, mit Streß in Ihrem Leben umzugehen: Die erste, am häufigsten proklamierte Methode besteht darin, die Streßfaktoren bei den Hörnern zu packen. Das bedeutet, daß Sie versuchen, jede einzelne Ursache für Streß sofort anzugehen. Wenn Sie also zum Beispiel das Gefühl haben, daß Ihre Ehe nicht so innig ist, wie sie sein sollte, könnten Sie sich überlegen, wie man sie intensiver gestalten könnte. Sie könnten zu einem Eheberater gehen, Bücher über gestörte Ehebeziehungen lesen oder ein Wochenendseminar belegen. Sie würden dann die Beziehung eingehend betrachten, analysieren. Sie würden das Problem durchdenken, um zu einer befriedigenden Lösung zu finden. Ihre Gedanken könnten unter anderem Ideen enthalten wie: »Wenn mein Mann besser zuhören würde, wäre ich glücklicher«, oder: »Sie ist nicht wirklich an dem interessiert, was ich möchte.« Sie könnten dann zu folgenden Schlußfolgerungen gelangen: »Er hat mich nie wirklich geliebt«, oder: »Ich glaube, eine Scheidung wär das Beste.« Wenn Sie über Ihren Streß auf diese Weise nachdenken, befinden Sie sich im analytischen Denken und setzen sich unter Druck, anstatt zum Rhythmus des Lebens hinunterzuschalten, sich nicht aufzuregen.

Das Problem dieser direkten Methode beim Umgang mit Streß liegt darin, daß das Problem zuerst bestätigt und dann noch verschärft wird. Mit jedem Buch, das wir lesen, und jedem Therapeuten, mit dem wir sprechen, nimmt unsere Überzeugung, daß wir uns in einer Streßsituation befinden, nur zu. Je mehr wir über das Problem nachdenken oder es zu ändern versuchen, desto schlimmer wird es erscheinen, ganz einfach, weil sich unser Glaube festigt, daß Streß von außen kommt. Unser Denken hält uns vom Hier und Jetzt fern, richtet sich entweder auf die Zukunft, in der wir die Lösung erhoffen, oder auf die Vergangenheit, indem wir über die Dinge nachdenken, die unseren Streß verursacht haben.

Wenn wir nicht verstehen, wo Streß tatsächlich seinen Ursprung hat (in unserem Denken), werden wir nach Wegen suchen, entweder die vermeintliche Ursache zu ändern oder mit der für uns unguten Situation umgehen zu lernen. In beiden Fällen führen wir einen endlosen Kampf mit wenig Aussicht auf einen dauerhaften Erfolg. Wenn wir an unseren Lebensumständen nichts ändern können, werden wir sie weiterhin als Ausrede für den Streß in unserem Dasein benutzen. Falls wir es doch irgendwie schaffen, etwas zu verändern, bestätigen wir nur die irrige Annahme, daß eine Änderung der Umstände zu einem glücklichen Leben führt. Und wenn uns dann erneut etwas nicht gefällt, denken wir bloß wieder, daß wir es ändern müssen – ein Teufelskreis.

Definieren wir Streß als etwas, das von außen über uns kommt, werden wir *empfänglich* für ihn – und haben keine Möglichkeit mehr, ihn zu umgehen. Wenn wir hinter Streß eine äußere Ursache sehen, bestätigen wir also seine Existenz. Wir müssen Wege finden, mit ihm umzugehen oder, um das heutige Modewort zu benutzen, ihn zu »managen«.

Jede wirkungsvolle Lösung im Umgang mit Streß muß sich mit den Wurzeln und nicht mit den Details unserer Probleme befassen. Die Lösung muß uns zurückbringen zum gesunden psychischen Funktionieren, zum Hier und Jetzt, anstatt uns weiter abdriften zu lassen.

Verstehen, daß Streß in unserem Denken entsteht

Streß ist nichts, was uns widerfährt, sondern etwas, das in unserem Denken entsteht. Von innen heraus entscheiden wir, was für uns stressig ist und was nicht. Ereignisse sind nicht an sich streßvoll; sie werden es erst durch uns.

Bungee-Springen zum Beispiel mag für manchen ein toller Nervenkitzel sein, für andere ist es die Ursache für einen Nervenzusammenbruch. In Aktien zu investieren ist für den einen eine gute Sache, für den anderen purer Leichtsinn. Bei der Telefonseelsorge mitzuarbeiten scheint dem einen Therapeuten überaus lohnend, während es seinem gleichermaßen talentierten Kollegen Angstzustände verursacht.

Wie wir im zweiten Kapitel gesehen haben, ist für die Art, wie Sie sich fühlen, die Tatsache, *daß* Sie sich in einem Gedankenlabyrinth verirrt haben, relevanter als die einzelnen Umstände, warum das so ist. Dieses Verständnis gilt generell, ist aber besonders relevant bei der Untersuchung von Streß. Die meisten von uns wissen genau, wie man sich in einem Gedankenlabyrinth verfangen kann, vor allem, wenn wir etwas für stressig halten. Sie könnten zum Beispiel glauben, daß es von höchster Wichtigkeit ist, Ihr Haus vom Keller bis zum Dachboden zu putzen, ehe Ihre Wochenendgäste kommen. Wenn es nicht blitzblank ist, beginnen Sie darüber nachzugrübeln, wie unglücklich Sie das doch macht. Gedanken wie: »Mein Haus ist nie sauber«, und: »Was werden meine Gäste nur von mir denken?« schießen Ihnen durch den Kopf. Wenn Sie sich nicht bewußtmachen, was da vor sich geht, werden diese Gedanken sich vervielfachen, bis Sie mit einer ausgewachsenen Gedankenlawine konfrontiert sind. Wenn Sie nur einen Schritt von der Situation Abstand nehmen und Ruhe in Ihr Denken bringen könnten, würden Sie erkennen, daß Sie alles vollkommen aufgebauscht haben. Anstatt das Jetzt hinzunehmen, wie es ist, kämpfen Sie dagegen an, wünschten, es wäre anders. Ihr Verstand signalisiert Ihnen, daß Sie glücklich wären, wenn das Haus sauber wäre. »Mein Haus ist ein Saustall«, sagen Sie vielleicht – und Sie könnten ja sogar recht haben. Wenn Sie jedoch ruhig im Hier und Jetzt bleiben, wissen Sie, was zu tun ist.

Im zweiten Kapitel haben wir beschrieben, wie Richard seine Tochter rechtzeitig zur Schule bringen mußte, um pünktlich zu einer Sitzung zu gelangen. Trotz der offensichtlichen Eile bestand die beste Lösung darin, im Jetzt zu bleiben und nicht die Kontrolle über seine Gedanken zu verlieren. Dasselbe gilt auch bei diesem Beispiel. Wenn Sie in einer Situation die Ruhe bewahren, mag es den Anschein haben, als würde nicht genug passieren. Aber bei genauerem Hinsehen werden Sie merken, daß genau das richtige Maß an Betriebsamkeit herrscht. Sie mögen sich dazu entschließen, Ihr Haus zu putzen, oder auch nicht. Wenn Ihre Gedanken im Hier und Jetzt sind und Sie gelassen bleiben, anstatt zu denken, wie schrecklich das Ganze doch ist, und herumzuhetzen, dann reagieren Sie angemessen und wirkungsvoll. Sie fühlen sich dann nicht überwältigt und frustriert, sondern Sie gehen mit der Situation einfach in der angemessenen Form um. Sie tun, was nötig ist, und machen sich nicht verrückt.

Eine Geschichte vom Leben im Hier und Jetzt

Vor einigen Jahren bot sich uns die Gelegenheit, einen vorzüglichen Vortrag zum Thema »In Eile sein« zu hören. Es lohnt sich, was damals passiert ist, an dieser Stelle zu wiederholen. Während der anschließenden Diskussion stellte ein gehetzt und nervös wirkender Zuhörer eine Frage zum Terminplan des Redners: »Also, Sie sind ja wirklich sehr beschäftigt. Sie haben in den letzten zwei Monaten in über fünfzig Städten Vorträge gehalten. Das ist pro Tag fast eine Stadt! Sie reisen kreuz und quer durchs Land. Wie schaffen Sie das? Sind Sie nicht völlig fertig? Ihr Terminplan würde mich wahnsinnig machen!« In der Stimme des Zuhörers schwang Panik mit; ein solcher Terminplan würde ihn tatsächlich überfordern.

Mit ernster Stimme, die das Publikum zur Ruhe brachte, antwortete der Redner sehr bedächtig: »Ich mache einfach eines nach dem andern. Anstatt auf meinen Terminplan zu schauen und auszurasten, weil ich morgen in New York und übermorgen in Cleveland bin, tue ich einfach das Nächstliegende. Ich wache auf, frühstücke, halte meinen Vortrag, nehme ein Taxi zum Flughafen und so weiter. Immer schön eins nach dem anderen.« Der Redner bezog sich also auf den Rhythmus des Lebens, der das Dasein nicht nur bewältigbar, sondern tatsächlich friedvoller gestaltet. Mehr als seine Worte überzeugte das Publikum seine ruhige Überzeugung, daß das Leben nichts weiter sei als eine Reihe gegenwärtiger, nacheinander zu erlebender Augenblicke. Ein Terminplan wird nur dann zur Katastrophe, wenn er künstlich aufgebauscht wird – wenn Sie ihn analysieren und überlegen, wie viele Konferenzen Sie heute noch haben und wie wenige Stunden Schlaf Sie heute nacht bekommen werden und so weiter. Je mehr

Sie über das nachdenken, was Sie zu tun haben, anstatt einfach die Ärmel hochzukrempeln, desto bedrückender wird Ihnen Ihr Terminplan auch vorkommen.

Wir haben gesehen, daß es egal ist, weswegen Sie sich in Ihren Gedanken verfangen. In bezug auf Streß ist die Tatsache, daß Sie überhaupt in ein Gedankenlabyrinth geraten, das Problem, wenngleich viele Leute behaupten, daß die Umstände schuld seien. In Wirklichkeit ist der Streß der gleiche, ob es sich nun um einen hektischen Terminplan handelt, einen Bankrott, eine Scheidung oder etwas so Banales wie die Höhe des benachbarten Zauns. Wenn Sie zulassen, daß Ihre.Gedanken sich an etwas festbeißen, das Sie eigentlich nicht wollen oder das Ihrer Meinung nach verändert werden sollte, werden Sie mit der streßreichen Verbindung zwischen Ihrem Denken und Ihrem Fühlen konfrontiert. Vergessen Sie nicht: Ihre Gedanken und Gefühle sind ein und dasselbe!

Können Sie sich vorstellen, was mit dem Redner im obigen Beispiel passiert wäre, wenn er sich ständig gesorgt hätte wegen seines hektischen Terminplans und vor seinem Publikum oder Freunden darüber geklagt hätte? Statt ein Vorbild zu sein, inneren Frieden zu demonstrieren, wäre er das reinste Nervenbündel! Bis zu einem gewissen Grad machen wir mehrmals am Tag solche Nervenbündel aus uns. Immer wenn wir uns in unserem Gedankenlabyrinth verlaufen, legen wir den Grundstein für Streß. Je mehr wir in die Irre gehen, desto mehr Streß empfinden wir auch. Wer erst einmal verstanden hat, wie Streß entsteht, ohne gleich seine Ursachen ausrotten zu wollen, der befindet sich auf dem Weg zu einem ruhigen, friedlichen Leben. Denn schließlich gibt es Streß ja gar nicht, außer in unserem Denken. Ihre streßvollen Gedanken sind nicht realer als Ihre streßfreien; es sind einfach nur Gedanken. Streß ist lediglich unsere Wahrnehmung einer Situation, nicht aber die Situation selbst. Wenn Sie Streß auf diese Weise, nämlich als etwas, das Sie kontrollieren können, umdefinieren, dann können Sie positive Gefühle aufrechterhalten, selbst wenn die Umstände diesen Optimismus nicht zu rechtfertigen scheinen.

Denkanstoss

Wie anders sähe Ihre Erfahrung von Zeit doch aus, wenn Sie, wie der Redner im obigen Beispiel, im Hier und Jetzt, Augenblick für Augenblick lebten? Stellen Sie sich ein stressiges Szenario in Ihrem Alltag vor – sich für die Arbeit fertigmachen, die Kinder in die Schule schicken, das Haus putzen, Rechnungen bezahlen, den Hausverwalter wegen einer Reparatur anrufen, zum Fußball-Training gehen, einem Freund behilflich sein, jemanden anrufen und so weiter.

Und statt sich erdrückt zu fühlen, stellen Sie sich nun vor, wie anders diese Verpflichtungen Ihnen vorkommen würden, wenn Sie einfach vergäßen, wie viele Punkte auf Ihrer Liste stehen, und statt dessen eins nach dem anderen erledigten. Stellen Sie sich also vor, wie Sie sich fertigmachen, um zur Arbeit zu gehen, wie Sie die Kinder in die Schule schicken – ohne in Gedanken schon bei der nächsten Aufgabe zu sein. Sie arbeiten die Liste immer weiter ab, ohne die Ablenkung durch Ihr analytisches Denken.

Wenn Sie Ihren Terminplan auf diese Weise abarbeiten, werden Sie mehr Freude haben an normalen alltäglichen Dingen, als Sie sich je hätten vorstellen können. Sie werden aber auch feststellen, daß ein

Zeitplan, der auf diese Weise angegangen wird, weitaus weniger erdrückend ist.

Lernen, flüchtige Gedanken nicht in eine Gedankenlawine ausarten zu lassen

Ein einziger flüchtiger Gedanke wird Ihre Stimmung noch nicht beeinträchtigen oder Streß aufkommen lassen. Das Problem ist, daß diese harmlosen, vereinzelten Gedanken sich, insofern wir es zulassen, ganz schnell zu Gedankenlawinen entwickeln. Unser Denken schafft bei Streß das gleiche wie Sonnenschein und Wasser in unserem Garten: Wenn wir uns länger bei einem Gedanken aufhalten, wächst der Gegenstand unserer Aufmerksamkeit in unserem Kopf heran. Und ohne daß wir es merken, erscheinen uns unsere Gefühle von Unzufriedenheit plötzlich gerechtfertigt und real. Wir können ein unbedeutendes Ärgernis, wenn wir nur lange genug darüber nachgrübeln, zu einem gewaltigen Streßfaktor anwachsen lassen. Deshalb regen sich so viele Menschen über Kleinigkeiten auf. Alles künstlich aufzubauschen, überzubewerten, kann eine fatale Angewohnheit sein.

Alles fängt mit einem Gedanken an. »Das hätte Kay nicht zu mir sagen sollen.« Mit so einem Gedanken können Sie jetzt zweierlei tun: Sie können ihn als flüchtigen Einfall beiseite schieben, oder Sie können immer wieder darüber nachdenken und sich daran festbeißen. Wenn Sie dem Gedanken keine Beachtung schenken, zieht er vorbei, und Sie kommen zum nächsten. An diesem Punkt können Sie in aller Ruhe entscheiden, ob Ihnen Kays Bemerkung wichtig genug ist, um mit ihr darüber zu reden, oder ob Sie das Ganze nicht einfach ignorieren. Indem Sie Ihre Gedanken erkennen, bleiben Sie im Rhythmus des Lebens, immer eins nach dem andern. In dieser friedlichen Geisteshaltung wird Ihre innere Weisheit Ihnen bei der Entscheidung, was zu tun sein könnte, behilflich sein.

Wenn Sie den Gedanken jedoch nicht loslassen, wird er wachsen, und Sie werden seine Streßwirkung bald zu spüren bekommen. »Das hätte Kay nicht zu mir sagen sollen ... und sie hat eine unangenehme Stimme ... und ist außerdem irgendwie aggressiv!« Sie beginnen, Kays Eigenschaften, die Ihnen mißfallen, aufzuzählen, und erinnern sich an Gelegenheiten, in denen sie sich nicht als gute Freundin gezeigt hat. Und weiter und weiter. Sobald Sie einmal in Fahrt sind, ist die Gedankenlawine kaum noch zu bremsen.

Sobald Sie sich von einer ausgewachsenen Gedankenlawine erfaßt fühlen, sind Sie verärgert und gestreßt. Anstatt in der Gegenwart zu leben, versetzen Ihre Gedanken Sie zurück zu all den Anlässen, bei denen Kay schon einmal wenig nett war, und dann übertragen Sie das alles noch auf mögliche Situationen in der Zukunft. Dies mag simpel – ja lächerlich – scheinen, aber so in der Art läuft der Mechanismus doch ständig ab.

Wir alle kennen die klassische Geschichte von der Ehe, die an einem nicht heruntergeklappten Klodeckel scheitert. In Wirklichkeit hatte der Klodeckel natürlich nichts damit zu tun. Es ist unsere Analyse der Situation, die uns den Kummer bereitet. Der Gedanke »Ich frage mich, warum mein Partner nicht einmal an diese einfache Sache denken kann« führt zu einer Gedankenlawine von: »Er tut dauernd Dinge, die mich aufregen«, »Es ist doch wirklich unmöglich, was ich alles hinnehmen muß«, und: »Ich wette, das tut er mit Absicht.« Wir geraten in Rage, un-

ser Denken beschleunigt sich, und wir bewegen uns nicht mehr im Rhythmus des Lebens.
Solche Denkmuster zeigen sich regelmäßig und automatisch, und die meisten von uns sind sich nicht einmal bewußt, wenn sie sie an den Tag legen. Wenn wir bemerken, in welchen Bahnen wir denken, können wir jedoch die Art unseres Denkens beeinflussen, bevor wir eine Gedankenlawine auslösen. Gedanken lassen sich als bloße Gedanken – und nicht als Notfall – abtun und bleiben im Rhythmus des Lebens.

Der Versuchung widerstehen, sich in Details zu verfangen

Die einzelnen Details unserer Gedanken verschlimmern oft noch das Gefühl von Streß. Wenn Sie gedrückter Stimmung sind und denken: »Ich mag meinen Nachbarn nicht«, können Sie diesen Gedanken ignorieren, beiseite schieben, bis Sie sich wieder besser fühlen; oder Sie können ihm Nahrung geben, indem Sie immer detaillierter auf ihn eingehen. Sie können darüber nachdenken, warum Sie Ihren Nachbarn nicht mögen, was Sie an ihm stört und wieviel lieber Ihnen doch andere Nachbarn wären. Dann wachsen Ihre Gedanken, wie es so oft geschieht, zu einer Lawine an und verstärken Ihr Gefühl von Streß. Je mehr Sie sich mit Einzelheiten beschäftigen, desto mehr beschleunigt sich auch das Tempo Ihres Lebens und desto schlechter fühlen Sie sich. Ganz unabhängig von der Situation gilt: Je analytischer wir denken, desto steiler rutschen wir hinab in die Unzufriedenheit.
Die beste Lösung bestünde natürlich darin, sich sein Denken bewußtzumachen. Dann klärt sich Ihr Kopf, schaltet auf freiflottierendes Denken um und schiebt sanft sämtliche Gedanken zum Thema Nachbar beiseite.

Lassen Sie sie ziehen. Sie können, falls es nötig wird, immer noch darauf zurückkommen.

Genau darüber nachzudenken, warum wir gestreßt sind, drückt unsere Stimmung, verstärkt das Gefühl von Streß und läßt unsere Probleme schier erdrückend erscheinen. Dieser innere Vorgang kann ein schlichtes Gefühl von Streß in eine größere Krise wandeln – und tut dies auch oft, wie wir am folgenden Beispiel sehen werden.

Angenommen, vor einem Supermarkt brüllt eine verärgerte Kundin Sie an, daß Sie Ihren Wagen wegfahren sollen. Später am Tag erzählen Sie dann Ihrem Mann von dem Vorfall, und zwar bis in alle Einzelheiten – der Klang der Stimme dieser Frau, ihr Gesichtsausdruck, wie wütend Sie waren und so weiter. Indem Sie auf sämtliche Details eingehen, erleben Sie die Gefühle, die Sie auf dem Parkplatz hatten, erneut – nur sind sie jetzt viel schlimmer geworden. Da sitzen Sie also gemütlich, trinken ein Glas Wein mit Ihrem Mann und verderben sich dennoch den Abend mit einem Vorfall, der längst vorbei ist. In Wirklichkeit sind Ihre Gedanken jetzt das Problem. Doch es fällt schwer, Abstand zu gewinnen. Weil Sie sich von den Einzelheiten haben gefangennehmen lassen, scheint es nun unvermeidlich, immer wieder darüber nachzudenken und den Vorfall durchzusprechen.

Dabei hatte die Frau, die Sie angebrüllt hat, doch gar nichts mit Ihren jetzigen Gefühlen zu tun. Stimmt, sie mag sich unangemessen verhalten haben, aber der ganze Zwischenfall dauerte höchstens ein oder zwei Sekunden. Doch jetzt, mehrere Stunden später, ist es nur noch Ihr Denken, das ihn am Leben erhält. Es sind Ihre Wahrnehmung der Details, Ihre Spekulationen über den Charakter der Frau und ihre möglichen Motive sowie Ihr negatives Denken, die zusammen Ihr unangenehmes Gefühl

von Streß verursachen. Ohne Ihre Gedanken säßen Sie einfach da, genössen das Jetzt. Statt sich als Opfer zu fühlen, würden Sie sich über die Gesellschaft Ihres Mannes freuen.
Interessanterweise bedeutet im gemäßigten Rhythmus des Lebens zu leben nicht, daß Ihnen überhaupt keine Gedanken zu dem Vorfall auf dem Parkplatz durch den Kopf gehen sollten. Das tun sie wohl eh. Der Unterschied besteht darin, daß Ihre Gedanken im Hier und Jetzt sind. Die Sache wird Ihnen sicher kurz durch den Kopf gehen, sich dort aber nicht festsetzen. Sie werden alle möglichen stressigen Gedanken in Ihrem Bewußtsein bemerken, ohne ihnen sofort Ihre ungeteilte Aufmerksamkeit zu schenken. Statt dessen werden Sie sich sagen: »Ach ja, das kenne ich schon.« Statt auf Ihr Denken überzureagieren, bleiben Sie ruhig, machen sich bewußt, daß es sich um Denken handelt und Sie die/der Denkende sind. Sie erinnern sich daran, daß Ihre Gedanken Sie nicht verletzen können, solange Sie sie nicht ernst nehmen; sie haben kein Eigenleben. Gedanken sind lediglich Gedanken. Was wir aus ihnen machen und wieviel Macht wir ihnen einräumen, hängt allein von unserem Verständnisgrad ab. Je höher dieser ist, desto besser werden Sie Gedanken als das durchschauen, was sie sind: Gedanken.

Denkanstoss

Können Sie sich vorstellen, wie anders Ihr Leben aussähe, wenn Sie Ihren Gedanken nicht gestatteten, sich zu vervielfachen, zu einer Lawine anzuwachsen, sondern Sie sie einfach wahrnähmen und dann ziehen lassen könnten? Sie würden sich nicht mehr unter Druck fühlen und könnten beginnen, ruhiger zu werden. Denken Sie daran: Ihre Gedanken sind nichts als Gedanken; sie können Sie ohne Ihr Einverständnis weder verletzen noch beängstigen oder erdrücken.

Die Streßtoleranz senken

Die endgültige Lösung für Streß besteht darin, unsere Toleranzgrenze zu senken, den Streß zu bemerken, ehe er zu einem größeren Problem wird. Sobald wir unsere Gedanken erkennen, schalten wir in die reflektierende Denkweise, was wiederum unser Verständnis erhöht. Vielen von uns wurde jedoch das genaue Gegenteil beigebracht. Uns wurde eingeredet, daß es ein Zeichen von Stärke ist, seine Streßtoleranz zu erhöhen und dadurch mit immer mehr fertigzuwerden. Leider sieht die Gleichung jedoch so aus, daß unser derzeitiges Ausmaß an innerem Streß auch dem derzeitigen Ausmaß unserer Toleranz entspricht. Wenn Sie also viel Streß ertragen, was passiert dann wohl? Sie werden ständig unter Streß stehen!

Streß ist ein Zeichen dafür, daß wir uns in einem ungesunden Denkprozeß befinden – zum Beispiel zur falschen Gelegenheit uns des analytischen Denkens bedienen. Die Erkenntnis, daß Streß ein Warnzeichen ist, ermöglicht es uns, uns der Tatsache bewußt zu werden, daß wir denken, wodurch sich unsere Denkweise verändern kann. Streß ist also wie eine Warnleuchte im Auto, die uns mitteilt, daß der Motor sich überhitzt hat. Ohne sie würden wir dem Motor, unserer geistigen Gesundheit, Schaden zufügen.

Es ist hilfreich, Streßtoleranz in eine Skala von eins bis zehn einzuteilen. Nehmen wir einmal an, zehn repräsentiert die höchste Toleranzgrenze. Jemand, der sich an diesem Ende der Skala befindet, wird seine Gefühle von Streß vollkommen ignorieren, bis es vielleicht zu spät ist. Eine Herzattacke, ein Schlaganfall oder eine andere schwere Krankheit wird ihn schließlich aufrütteln und erkennen lassen, daß seine Streßtoleranz zu hoch lag. Würde dieser Mensch lernen, seine Toleranzgrenze noch weiter hinaufzuschrauben, könnte seine Fertigkeit im Ignorieren seiner wahren Gefühle ihn buchstäblich umbringen!

Wer eine Toleranzgrenze hat, die im Bereich sieben liegt, dem wird sein Streß schon viel eher auffallen – lange vor einem Herzanfall –, aber dennoch zu spät, um übermäßigen Druck zu vermeiden. Dieser Mensch bemerkt vielleicht erst, nachdem seine Frau ihn verlassen hat, weil er seine Ehe und Familie vernachlässigt hat, oder nachdem er eines Morgens in einer Entziehungsanstalt aufgewacht ist, daß das Leben ihm über den Kopf gewachsen ist.

Den Menschen am unteren Ende der Skala fallen die Streßsignale früher auf. Eine Frau auf Stufe drei ertappt sich vielleicht dabei, wie sie mit ihrem Mann oder einem Arbeitskollegen in Streit gerät. Eine andere auf Stufe zwei bemerkt, daß sie Gefahr läuft, über etwas nachzugrübeln, was jemand zu ihr gesagt hat, und so weiter.

Ziel ist es, unser Denken früh zu erkennen, bevor der Streß unkontrollierbar wird. Dann ist ein Umschalten der Denkweise noch möglich.

Wenn Sie merken, daß Sie sehr gestreßt sind, dann sollten Sie am besten die im dritten Kapitel »Zurück ins Hier und Jetzt« beschriebenen Schritte wiederholen.
Denken Sie immer daran: Der Trick beim Verlangsamen auf den Rhythmus des Lebens besteht ganz einfach darin, unsere Gedanken zu erkennen. Dann schalten wir automatisch in eine gesündere, ruhigere Denkweise – das freiflottierende Denken.
Wir wollen jetzt noch einmal die sieben Schritte aufzählen, durch die Sie den Streß in Ihrem Leben reduzieren können:

- Wissen, daß innerer Friede möglich ist: Der gemäßigte Rhythmus des Lebens läßt sich immer erreichen. Selbst wenn wir uns gestreßt fühlen oder meinen, daß unser Leben aus den Fugen geraten könnte, sollten wir uns sagen, daß wir uns sogar inmitten von Chaos besser und ruhiger fühlen können. Geistige Gesundheit und innerer Friede sind nie weit entfernt. Selbst ein kurzer Augenblick der Gedankenerkennung kann uns zurück zur Gelassenheit führen.
- Zugeben, daß die Erfüllung all unserer Wünsche nicht die endgültige Lösung ist: Wir alle erhoffen uns Dinge, die unerreichbar sind. Es besteht die Neigung zu glauben, daß alles gut wird, wenn wir nur bekommen, was wir uns wünschen. Wenn das jedoch stimmte, dann müßten wir alle unseren inneren Frieden gefunden haben. Viele unserer Wünsche sind schon in Erfüllung gegangen, aber wir mühen uns weiterhin ab. Ein wichtiger Schritt zur Verringerung von Streß ist das Eingeständnis, daß es zwar schön ist, alles zu bekommen, was man sich wünscht, daß darin aber nicht die endgültige Lösung liegt. Die bleibende Lösung besteht darin, daß wir lernen, inmitten einer hekti-

schen Welt Frieden zu finden, selbst wenn nicht alle unsere Wünsche in Erfüllung gehen.

- Lernen, Probleme nicht geradewegs anzugehen oder eine Antwort erzwingen zu wollen: Sosehr wir auch dazu neigen, gegen unsere Probleme anzukämpfen führt selten zu einer Lösung. Ja, allein schon das geistige Ringen ruft nur zu oft ein Gefühl von Streß hervor und verhindert, daß wir Zugang zu unserer inneren Weisheit finden. Probleme bei den Hörnern zu packen beschleunigt unser Denken und bestätigt unseren Irrglauben, daß Streß von außen an uns herangetragen wird. Die freiflottierende Denkweise zum Einsatz zu bringen ist eine effektive und produktive Methode, Probleme zu meistern.
- Verstehen, daß Streß in unserem Denken entsteht: Verirren Sie sich nicht im Gedankenlabyrinth. Denn das ist ein größerer Streßfaktor als das, worüber Sie sich eigentlich aufregen. Indem Sie erkennen lernen, wann Sie in ein Gedankenlabyrinth geraten, können Sie von Ihrem stressigen Denken ablassen und zurückfinden zum Rhythmus des Lebens.
- Lernen, flüchtige Gedanken nicht in eine Gedankenlawine ausarten zu lassen: Ein einzelner Gedanke kann Ihnen nicht weh tun oder Streß verursachen. Streß entsteht erst, wenn wir uns unsere Gedanken zu sehr zu Herzen nehmen – sie zu ernst nehmen. Wenn Sie lernen, Ihre hektischen stressigen Gedanken zu ignorieren, anstatt ihnen zu gestatten, sich zu einer Gedankenlawine auszuwachsen, dann können Sie den Streß in Ihrem Leben erheblich reduzieren.
- Der Versuchung widerstehen, sich in Details zu verfangen: Bedenken Sie: Die Detailliertheit Ihrer Gedanken verstärkt Ihre Streßgefühle. Hören Sie also auf, die einzelnen Gründe für Ihren Streß haarklein zu

analysieren. Werten Sie statt dessen Ihre Gefühle als Signal dafür, daß Sie Ihre geistige Gesundheit aus dem Auge verloren haben. Tritt diese Situation dennoch ein, verurteilen Sie sich nicht dafür. Das passiert jedem einmal! Sagen Sie einfach zu sich: »Hoppla, jetzt ist es mal wieder soweit«, aber verschärfen Sie das Problem nicht noch zusätzlich, indem Sie auf sämtliche Einzelheiten eingehen.

- Die Streßtoleranz senken: Versuchen Sie, Ihre Streßgefühle mit Hilfe der sogenannten Gedankenerkennung möglichst früh zu durchschauen. Dadurch können Sie in Ihrem Denken umschalten und zurück ins Hier und Jetzt gelangen. Je länger Sie brauchen, Ihre stressigen Gedanken zu erkennen, desto schwieriger wird es, wieder auf den richtigen Kurs zu kommen. Versuchen Sie, Ihre Streßsignale zu erkennen, ehe sie Ihnen den Tag verderben. Wenn es zu spät ist und die Gedankenlawine bereits losgetreten wurde, dann macht das aber auch nichts! Lesen Sie dann einfach die Schritte im dritten Kapitel, »Zurück ins Hier und Jetzt« noch einmal durch.

✣ *Zusammenfassung* ✣

Unser ganzer Streß beginnt mit einem einzigen Gedanken und existiert auch lediglich in unserem Denken. Wir selbst bestimmen dadurch, wie wir mit dem ersten stressigen Gedanken umgehen, ob der Streß eskalieren und uns schließlich überwältigen wird oder nicht. Wenn Sie Ihr Denken gleich am Anfang, ehe Sie sich im Gedankenlabyrinth verheddern, erkennen können, dann leben Sie im Rhythmus des Lebens. Ihr Denken wird in die freiflottierende Denkweise umschalten, und Sie werden auf den richtigen Weg zurückfinden, zurück ins Hier und Jetzt.

Je höher Ihre Streßtoleranz, desto länger werden Sie brauchen, bis Sie bemerken, daß Ihr Kopf voll von stressigen Gedanken ist, die Sie vom Rhythmus des Lebens wegführen. Statt ruhig und gelassen zu bleiben, anstatt sich von Ihrer inneren Weisheit leiten zu lassen, wird Ihr Verstand im Eiltempo dahinrasen und selbstverständlich Bestätigung dafür finden, wie schlecht doch alles ist, wie wenig Zeit Ihnen bleibt, wie schwierig andere Leute sein können und so weiter. Menschen mit einer hohen Streßtoleranz haben gelernt, nicht auf ihre Gefühle zu achten, die eine drohende Gedankenlawine anzeigen. Wenn Sie dagegen Ihre Streßtoleranz senken, sich bei gestreßten Gedanken ertappen, bevor sie sich zu einer Lawine auswachsen –, dann kann Ihr Denken umschalten, und Sie werden sich im Handumdrehen besser fühlen.

Sobald Sie sich auf die Einzelheiten in Ihrem Leben – darauf, was im argen liegt und wer die Schuld dafür trägt – konzentrieren, bewegt sich Ihr Verstand zu schnell, um im Rhythmus des Lebens zu bleiben. Alles wird zu einer riesigen Katastrophe aufgebauscht. Bleiben Sie hingegen gelassen, wenn Sie Ihre stressigen Gedanken rechtzeitig erkennen, dann werden Sie stets im Rhythmus des Lebens sein. Und wenn Sie in ruhiger Gelassenheit leben, werden die gleichen Dinge, bei denen Sie sich früher gestreßt gefühlt haben, wie kleine Pünktchen auf einem Radarschirm erscheinen. Ihre Gedanken werden nicht mehr dieses Gefühl von Hektik auslösen. Sie werden nichts weiter sein als Gedanken, die nicht die geringste Macht haben, Ihnen weh zu tun oder irgendwelchen Streß zu verursachen. Sie regen sich nicht mehr auf.

5.

In Beziehungen präsent sein

Joe erinnert sich noch daran, wie er zum erstenmal verliebt war. Es war, als wäre die Zeit stehengeblieben. Alles schien heller, strahlender, lebendiger. Er wollte, daß seine Gefühle nie zu Ende gingen – Freude, Lachen, Spaß, Aufregung, das Gefühl, jemandem ganz nah zu sein. Jeder kleinste Augenblick war kostbar. Wenn er mit seiner Freundin zusammen war, verstand er, was die Aufhebung von Zeit bedeuten konnte. Nicht lange nachdem die Beziehung begonnen hatte, kehrten jedoch seine gewohnten Gedanken und Unsicherheiten zurück und stellten sich zwischen ihn und sein Bedürfnis nach Nähe. Ihm fielen plötzlich all die Unterschiede auf, und er begann zu zweifeln, daß die Frau die richtige für ihn war. Er fragte sich, ob sie ihm gegenüber wohl genauso empfand. Diese Art zu denken bereitete der Beziehung natürlich bald ein Ende. Kommt Ihnen das vertraut vor?

In gewisser Weise fühlt es sich, wenn man im Hier und Jetzt lebt, genauso an, als wäre man verliebt. Wer im Jetzt lebt, ist auch fähig zu Nähe. Das Hinunterschalten zum Rhythmus des Lebens ist in Beziehungen das A und O für wahre Liebe und Intimität. Das geruhsamere Leben im Hier und Jetzt – ob wir uns nun frisch verliebt haben oder vergnügt mit unseren Enkeln spielen – ermöglicht tiefere Gefühle von Zuneigung, Geduld, Fürsorglichkeit, bedingungsloser Akzeptanz und Warmherzigkeit. Wenn wir in unseren Beziehungen also im Jetzt verweilen, erleben wir:

- Intimität und Nähe;
- Freude;
- Spontaneität;
- Verspieltheit;
- intensives Zuhören;
- effektive Kommunikation;
- Respekt;
- Mitgefühl;
- Einfühlung;
- Herzenswärme;
- Offenheit;
- Dankbarkeit.

Hinunterzuschalten zum Rhythmus des Lebens bedeutet, daß wir die Gegenwart eines anderen Menschen erleben können, und zwar ohne die schädlichen Einflüsse unserer analytischen Denkweise, ohne Vorbedingungen, Erwartungen, Ablenkungen, Groll, Schuldgefühle, Eifersucht und andere negative Emotionen. Wenn wir auf müheloses Denken geschaltet haben, werden wir von der Gegenwart dieses Menschen in einer Weise berührt, die unser Verständnis, wer wir sind, ungemein erhöht; wir fühlen uns durch Liebe verbunden. Unser Verstand ist ruhig; wir hetzen nicht irgendwohin oder planen ungeduldig schon das nächste. Statt dessen genießen wir jeden Augenblick. Unser Partner spürt unsere Zuwendung, unser Interesse, unsere Geduld, Bejahung, unseren Respekt.

Als Joe sich zum erstenmal mit den Prinzipien der Verstandespsychologie beschäftigte, war er seit mehreren Jahren geschieden und hatte eine Reihe von Beziehungen hinter sich, die alle nach dem gleichen Schema verlaufen waren – himmelhoch jauchzend verliebt, alles ist rosa-rot, Desillusionierung, Versuche, die Beziehung zu retten, Frustration, Ende der Beziehung. Er wünschte sich von Herzen eine enge Beziehung und las alles zu diesem Thema, was er auftreiben konnte. Doch bis er nicht das Wesen seines Denkens verstanden hatte – wie sein analytisches Denken ihn seinen Liebesgefühlen entfremden konnte –, wußte er nicht, wie man eine Beziehung andauern, wachsen und sich vertiefen lassen konnte.

Ungefähr zu der Zeit, als er diese Prinzipien kennenlernte, traf er eine reizende Frau und ist seither glücklich mit ihr verheiratet. Wie jedes andere Paar haben auch sie ihre Schwierigkeiten, aber inzwischen haben sie gelernt, wie man die Stürme übersteht und wahre Nähe wachsen läßt. Für Joe und seine Frau besteht das Geheimnis darin, immer früher zu erkennen, wann sie vom Kurs abzukommen drohen. Beide haben gelernt, wie wichtig es ist, sich dies in Demut einzugestehen. Solange sie sich um ein tieferes Verständnis bemühen, können sie wachsen. Gedankenerkennung ermöglicht es ihnen, sich mit mehr Wertschätzung, Zärtlichkeit, Mitgefühl und Liebe zu begegnen. Sie haben gelernt, ihre Unterschiede nicht mehr als bedrohlich, sondern als interessant zu empfinden, und benutzen diese nun, um miteinander weiter zu wachsen. In diesem Kapitel wollen wir nun die Verbindung von Denken, Leben im Jetzt sowie Nähe und Intimität untersuchen.

Gesundes psychisches Funktionieren: die Gemeinsamkeiten

Gemeinsam ist uns allen die angeborene Fähigkeit, auf psychisch gesunde Weise zu funktionieren: Dann erleben wir eine Welt tiefer Gefühle, sehen Menschen mit anderen Augen und erkennen hinter ihren Angewohnheiten das menschliche Potential in ihrem Innern. In einem anderen Menschen geistige Gesundheit zu suchen, sie zu bemerken, hilft schon, beim anderen diese Gesundheit zu fördern. Wenn sich zwei Menschen verlieben, sehen sie sich am Anfang gegenseitig in einem wohlwollenden Licht. Ihr Blick reicht über die Unterschiede und sogar über das Verhalten hinaus bis zur inneren Gesundheit. Oft haben wir, wenn wir uns verlieben, in eine liebevolle, freiflottierende Denkweise geschaltet. Dadurch bleibt unser Kopf frei von stereotypen Gedanken über den andern, und wir sehen in diesem Menschen nur Unschuld, Vollkommenheit.

Wenn man sich hingegen in jemanden Hals über Kopf verliebt, handelt es sich lediglich um eine an Bedingungen geknüpfte Leidenschaft, die darin besteht, daß man seine eigenen Vorstellungen von dem Idealmann oder der Idealfrau auf den anderen projiziert. Sobald derart verliebte Menschen auf den Boden der Tatsachen zurückkommen, sind sie enttäuscht, weil sie hinter dem Idealbild den wahren Menschen entdecken. Wenn wir in unseren Beziehungen die meiste Zeit im Hier und Jetzt leben und unter Zuhilfenahme der freiflottierenden Denkweise handeln könnten, würden wir Gefühle von Liebe und Verbundenheit nur selten verlieren. Die ersten Schritte auf dem Weg zu diesem schwierigen Ideal bestehen darin, offen zu sein und zumindest danach zu streben. Wenn

Sie den beschriebenen Weg gehen, wird sich, selbst wenn nur Sie sich in diese Richtung bewegen, das Wesen Ihrer Beziehungen ändern.

Eine Freundin von Joe erzählte ihm kürzlich von ihrem Vater, der im Alter von siebzig Jahren erfahren hatte, daß er Krebs hatte. Die Ärzte sagten ihm, daß er nur noch kurze Zeit zu leben habe und seine Angelegenheiten in Ordnung bringen solle. Bis dahin war er ein verbitterter Mann gewesen. Er hatte sich fast ausschließlich der analytischen Denkweise bedient, war festgefahren in der Vergangenheit. Sein Kopf war voll von Ärger, Groll und Feindseligkeit. Er hatte sich seinen Kindern und vielen seiner Freunde entfremdet. An dem Tag, als er von den Ärzten die Diagnose erhielt, kam er nach Hause und starrte, wie seine Frau erzählte, den ganzen Nachmittag aus dem Fenster. Von da an war er wie verwandelt. Er rief seine Tochter, Joes Freundin, an und entschuldigte sich für sein Verhalten. Seine bisherige Engstirnigkeit schien nun, angesichts des bevorstehenden Todes, ohne jegliche Bedeutung. Er erkannte, was wirklich im Leben zählte – seine Familie und sein Wunsch, das Beste aus jedem einzelnen Augenblick zu machen, der ihm noch geblieben war. Ihm wurde die Illusion der Vergangenheit bewußt – daß sie nichts war als Gedanken in seinem Kopf – sowie die Torheit seiner intoleranten Gedanken, die er so lange Zeit viel zu ernst genommen hatte.

Wir müssen nicht warten, bis wir am Abgrund des Todes stehen, um diese Art von Erwachen, diesen Gefühlsumschwung zu erleben. Und natürlich führt die Nachricht, daß wir nicht mehr lange zu leben haben, nicht bei jedem zu einer Erkenntnis wie bei diesem Mann. Wenn wir jedoch lernen, uns in der freiflottierenden Denkweise aufzuhalten, wird sich fast zwangsläufig eine ähnliche Erfahrung einstellen. Joes Freundin sagte, sie habe schon immer gewußt, daß ihr Vater das Zeug dazu habe, sich zu dem

Menschen zu entwickeln, der er nach der Diagnose Krebs dann wurde. Das einzige, was ihn davon abgehalten habe, sei sein mangelndes Verständnis von der Natur seines eigenen Denkens gewesen.

Konditionierte Gedanken, die Basis aller Unterschiede

Wenn wir aus unserer Konditionierung – unseren Überzeugungen, Ideen, Vorurteilen, Meinungen, der Vergangenheit – heraus handeln, leben wir in einer individuellen Welt getrennter Wirklichkeiten. Keine zwei Menschen haben die gleichen Wahrnehmungen, Gedanken oder Erfahrungen, egal wie sehr sich ihre äußeren Umstände auch ähneln mögen. Jeder von uns lebt in seiner eigenen Gedankenwelt, und unsere Sichtweise des Lebens wird geprägt durch unsere Sozialisation, Vergangenheit und Kultur. Wenn wir aus unserem konditionierten, analytischen Denken heraus agieren, erleben wir von Zeit zu Zeit Übereinstimmungen, doch nur selten wahre Nähe.

Der Grund für Streit ist häufig Uneinigkeit hinsichtlich unserer Überzeugungen, Vorlieben oder Werte. Und diese wiederum wurden durch Konditionierung geprägt. Wenn wir dagegen unsere konditionierten Gedanken transzendieren und in die freiflottierende Denkweise schalten, betreten wir die Welt der Gemeinsamkeiten – Weisheit, gesunder Menschenverstand und tiefe Gefühle von Liebe, Verständnis und Mitgefühl. Erst die freiflottierende Denkweise ermöglicht es, daß Menschen völlig verschiedener Kultur, Herkunft und Glaubenssysteme sich verlieben, friedlich zusammenleben und ihre Unterschiede sogar zu schätzen wissen. Dieser Kern intimer Gefühle ist unsere angeborene geistige Gesundheit. Wenn wir lernen, nach der freiflottierenden Methode zu leben, entdecken wir das Geheimnis, wie wir über unsere getrennten Wirklichkeiten hinweg eine Brücke schlagen können. Der häufigste Grund, daß man in Beziehungen das Hier und Jetzt verläßt, liegt im ruhelosen Geist, wie wir gleich sehen werden.

Der ruhelose Geist, der wahre Nähe verhindert

Was uns daran hindert, positive Gefühle zu empfinden, ist ein hektischer, ruheloser Verstand, der sich nicht bewußt ist, daß er aus dem Gleichgewicht geraten ist. Wenn der Verstand beschäftigt ist und wir nicht bemerken, daß wir denken, betrachten wir das Leben durch die verzerrende Brille ungesunden Denkens. Ist unser Denken hektisch, fühlen wir uns oft einsam, anderen Menschen entfremdet oder vielleicht sogar irgendwie mißverstanden. Unser ungesundes Denken wirkt wie ein Filter, der das Licht der Liebe in unserem Herzen und dem anderer nicht durchläßt. Die schmerzhaftesten Phasen in einer Beziehung treten gewöhnlich dann auf, wenn unser Kopf voller Streß ist – das Zeichen für einen ruhelosen Verstand.

Die verschiedenen Verständnisebenen in Beziehungen

Wenn wir erst verstehen, welche Auswirkungen unser Verstand und die verschiedenen Denkweisen auf unser Leben haben, wächst auch unser Verständnis innerhalb einer Beziehung. Auf einer niedrigen Verständnisebene fühlen wir uns einsam, isoliert und reaktiv. Andere erscheinen bedrohlich und werden zur Quelle möglicher Schmerzen. Je sicherer wir uns fühlen und je besser wir unsere Gedanken durchschauen, desto mehr vermögen wir die Unschuld im Verhalten anderer Menschen zu sehen. Wir beginnen, ihnen gegenüber Wärme und Mitgefühl zu empfinden, was dem anderen wie auch uns selbst ein Gefühl von Sicherheit vermittelt. Auf diese Weise können die anderen sich in unserer Gegenwart entspannen. Sie werden gelöst und unverkrampft.

Mit wachsendem Verständnis wandeln sich unsere Beziehungen, bis sie kaum mehr wiederzuerkennen sind. Unser Verständnis erhöhen wir, indem wir einfach ruhig und gelassen unser Denken reflektieren. Setzen wir unsere Gedanken gegen uns selbst ein? Lösen wir Gedankenlawinen aus? Oder befinden wir uns in einer entspannten Verfassung? Schalten wir so oft wie möglich in unsere freiflottierende Denkweise?

Eine von Joes Patientinnen hatte mit dem Gedanken gespielt, ihren Mann zu verlassen. Er machte in seinem Beruf eine schwierige Phase durch und war in sich gekehrt, mit den Gedanken ständig woanders und völlig unnahbar. Je distanzierter er wurde, desto mehr verlangte sie aber nach seiner Aufmerksamkeit. Und je verzweifelter sie wurde, desto mehr vermied er es, nach Hause zu kommen. Sie waren in einen Teufelskreis aus ruhelosem Verstand, Isolierung, Zorn und Liebesentzug geraten.

Im Laufe der Therapie begann der Patientin aufzufallen, wie sie ihr Denken gegen sich selbst einsetzte – wie ihre hektischen Gedanken sich zwischen sie und ihre Gefühle für ihren Partner schoben. Diese Erkenntnis half ihr, sich weniger deprimiert und verzweifelt zu fühlen. Daraufhin konnte sie von ihrem Mann ablassen. Ihr wurde klar, daß sie, anstatt aufgrund der analytischen Denkweise ständig Kämpfe zu führen, mit Hilfe der freiflottierenden Methode geistige Gesundheit erleben konnte, auch wenn ihr Mann gerade eine schwierige Zeit durchmachte. Ihr wurde klar, daß ihr Glück nicht vom Verhalten ihres Mannes – oder auch dem Grad seiner Zufriedenheit – abhing. Indem sie sich immer öfter ihr Denken bewußtmachte, änderte sich ihr Verständnisgrad. Statt ständig Ansprüche an ihn zu stellen, empfand sie Mitleid für ihn.

Eines Abends kam ihr Mann nach einer besonders schwierigen Geschäftsreise spät nach Hause zurück. Als er zur Tür hereinkam, fiel ihr auf, wie erschöpft und gestreßt er aussah. Ja, er schien frustriert, völlig am Boden zerstört. Eine Flut des Mitgefühls überkam sie, und sie nahm ihn spontan in den Arm. Zum erstenmal in achtzehn Jahren Ehe weinte er und ließ sich trösten. Und dann öffnete er ihr sein Herz, sprach drei Stunden lang über seine intimsten Gedanken.

Seit diesem Zeitpunkt ist ihre Ehe wieder gefestigt, und die beiden stehen sich näher als zuvor. Sie haben gelernt, zum Rhythmus des Lebens hinunterzuschalten, sich Zeit zu nehmen füreinander, zuzuhören und zu lieben. Im nachhinein erkannte Joes Patientin, daß ihre drängenden, bedürftigen und zornigen Gefühle ihn buchstäblich in die Flucht geschlagen hatten.

Die folgende Aufstellung zeigt Ihnen nun, wie unsere Sichtweise einer Beziehung sich mit zunehmendem Verständnisgrad verändert.

Beziehungsebenen

Menschenliebe / Glückseligkeit
Bedingungslose Liebe / Freude
Mitgefühl / Heilen
Wärme / Freundlichkeit

Verärgerung / Gereiztheit
Zorn / Konflikt
Haß / Gewalt
Gleichgültigkeit / Isolation

Die in dieser Aufstellung verwendeten Begriffspaare sind nicht die absoluten Stufen in einer Beziehung; es handelt sich vielmehr um willkürliche Begriffe, welche die allgemeine Entwicklung von Beziehungen beschreiben, wenn der Verständnisgrad sich erhöht. Es bleibt ein Rätsel, warum, wann und wie sich unser Verständnisgrad erhöht. Wir haben jedoch beobachtet, daß der ehrliche Wunsch, sich zu ändern, in Verbindung mit dem Verständnis der in diesem Buch vorgestellten Ideen positive Auswirkungen zeigt. Auch Demut, Geduld und Aufgeschlossenheit tragen zur Erkenntnis bei.

Auf der niedrigsten Verständnisebene sind Beziehungen schmerzlich, brutal und ohne Liebe. Die Menschen sind zu unsicher, um anderen zu vertrauen oder auch nur daran zu glauben, daß sie es wert sind, geliebt zu werden. Auf der niedrigsten Beziehungsebene ist eine Verbindung zwar vorhanden, doch basiert sie auf Gefühlen von Haß oder gar Gewalt. Eine gewisse, wenn auch negative Beziehung ist also durchaus vorhanden. Je mehr die Unsicherheit abnimmt, desto mehr verringert sich die Gewalt, aber es gibt noch viele ungelöste Konflikte – Groll und Zurückweisung, unterbrochen von Phasen gewisser Nähe. Auf einer höheren Verständnisebene zeichnet sich eine Beziehung dann durch Zuneigung aus, aber es gibt noch viele Gefühle der Verärgerung, Gereiztheit, Intoleranz, Enttäuschung und die Angst vor Zurückweisung.

In Beziehungen oberhalb der Linie tritt an die Stelle des Zweifelns und der Angst vor Nähe ein Gefühl der Sicherheit. Dies läßt natürliche Gefühle von Wärme und Freundlichkeit zu, ohne daß daran irgendwelche Erwartungen oder Bedingungen geknüpft werden. Auf den höheren Ebenen sind heilende Gefühle von Verständnis, Mitgefühl und bedingungsloser Akzeptanz das Normale. Auch Versöhnlichkeit gehört dazu. Je höher wir auf unserer Leiter des Verständnisses steigen, desto mehr füllen sich unsere Beziehungen mit Freude, Humor, Zärtlichkeit und Liebe. Auf der höchsten Stufe empfinden wir *allen* Menschen gegenüber ein Gefühl der Liebe, ohne Werturteile, Erwartungen oder festgelegte Interaktionsmuster. Unsere Beziehungen sind spontan, warm und anregend.

Stimmungen in Beziehungen

Es ist für Menschen in Beziehungen ebenso wichtig, Stimmungen zu verstehen, wie es für einen Flugpiloten notwendig ist, die Wetterverhältnisse zu kennen. Stimmungen wirken sich auf alle Aspekte unserer Liebesbeziehungen aus: wie wir kommunizieren, Konflikte beilegen, Entscheidungen treffen, Nähe erleben. Schwankungen, was die Qualität unseres aktuellen Gefühles angeht, sind selbstverständlich ein natürlicher und unvermeidlicher Teil des Lebens. Unterschiedliche Stimmungen lassen unseren Partner in einem unterschiedlichen Licht erscheinen: Mal ist er der kostbarste Mensch auf Erden; im nächsten Augenblick können wir uns nicht mehr vorstellen, warum wir überhaupt mit ihm zusammen sind.

Durch ein tieferes Verständnis unserer Stimmungen sowie derer unserer Mitmenschen werden wir durch eine Art emotionalen Schild – fast völlig – vor ihren widrigen Gemütsbewegungen geschützt. Das Verständnis unserer Stimmungen bewahrt uns davor, die Interaktionen unseres Lebenspartners zu ernst zu nehmen, wenn er sich in einem Stimmungstief befindet. Es hilft uns auch bei der Entscheidung, wann wir den Mund halten und wann wir andere warnen sollten, daß uns ein innerer Sturm bevorsteht.

Es gibt mehrere Richtlinien, wie wir mit unseren Stimmungen und denen anderer umgehen können.

- Nehmen Sie, wenn Sie deprimiert sind, Ihre Wahrnehmung anderer Menschen nicht allzu ernst. Wenn wir uns schlecht fühlen, neigen wir nämlich dazu, zu ernst, intolerant, kritisch, verärgert, ungeduldig und gereizt zu sein. Wir empfinden andere als weniger anziehend, als unkooperativ und unterstellen ihrer Handlungsweise versteckte Motive. Sobald wir aber erkennen, daß unser Denken für derartige Wahrnehmungen verantwortlich ist, wird uns klar, daß wir unsere Einstellung ändern müssen. Wenn wir einfach das Ende des Sturms, das heißt unserer gedrückten Stimmung abwarten, erkennen wir immer, daß es unser analytisches Denken war, das unsere Wahrnehmung verzerrt hat.

Im nachhinein ist es dann oft fast komisch, nachzuvollziehen, was sich abgespielt hat.
Unsere Wahrnehmungen sind bei gedrückter Stimmung genauso fragwürdig wie das Bild im Außenspiegel auf der Beifahrerseite eines Autos (nicht umsonst steht häufig darauf: »Objekte können näher sein, als es den Anschein hat«). Wir regulieren unsere Wahrnehmung, um die durch unser Denken verursachten Verzerrungen auszugleichen. Wenn wir erkennen, daß wir in schlechter Stimmung sind, ist es nur gut, unsere Mitmenschen zu warnen und ihnen zu sagen, daß sie unser Verhalten nicht persönlich nehmen sollten. Eine Freundin von uns hat sogar einmal ein T-Shirt für ihren Mann anfertigen lassen, auf dem steht: »Laß mich in Ruhe, ich bin gerade ganz mies drauf!« So weit brauchen Sie vielleicht nicht zu gehen, aber es hilft, Konflikte mit geliebten Menschen zu vermeiden, wenn man seine gedrückte Stimmung erkennt.

- Beziehen Sie die schlechte Stimmung anderer Menschen nicht auf sich. Anstatt sich zu ärgern und intolerant zu reagieren, sollten Sie Mitgefühl zeigen. Die Stimmung anderer geduldig hinzunehmen, kann man sich nicht durch Denken beibringen. Sie müssen erkennen, daß Ihr Partner schlecht drauf ist; halb so schlimm – davor ist keiner gefeit. Auch Ihre Stimmung wird irgendwann auf den Nullpunkt sinken. Dann sind Sie vielleicht dankbar für die Geduld und das Verständnis Ihrer Umwelt. Versuchen Sie, die Negativität anderer als etwas Unpersönliches zu sehen, selbst wenn sie sich gegen Sie richtet. Wir bezeichnen dies als »Immunität gegen schlechte Laune«. Verständnis bewahrt uns davor, uns von der schlechten Stimmung eines anderen anstecken zu lassen. Schließlich hat die schlechte Laune ei-

nes anderen überhaupt nichts mit uns zu tun; sie ist ein Produkt des Denkens dieses anderen Menschen.
Vor kurzem rief Joe seinen Sohn an, um ein bißchen mit ihm zu plaudern. Sein Sohn war kalt, abweisend und ließ ihn spüren, daß er ihn bei etwas unterbrochen hatte. Joes erste Reaktion war, sich über diese unfreundliche Art zu ärgern. Er spürte, daß sein Sohn schlecht gelaunt war, und fragte ihn dann, wie sein Tag gewesen sei. Sein Sohn erzählte ihm, wie erschöpft er sei und daß er gar nicht früh genug ins Bett kommen könne. Joes Gefühle wandelten sich von Ärger zu Mitgefühl. Sein Sohn spürte seine ehrliche Anteilnahme und begann ihm daher einige Erlebnisse dieser Woche zu erzählen; er schüttete ihm sein Herz aus. Joes Mitgefühl öffnete die Tür zu einem Augenblick wahrer Nähe.

- Versuchen Sie, keine Entscheidungen zu treffen oder über schwierige oder wichtige Themen zu sprechen, wenn entweder Sie oder Ihr Partner in schlechter Stimmung sind. Wenn wir niedergeschlagen sind, kommt uns meist alles viel dringlicher und schlimmer vor als sonst. Wir sollten uns deshalb davor hüten, Entscheidungen zu fällen, wichtige Angelegenheiten zu besprechen oder eine ernsthafte Diskussion zu führen, wenn wir uns in einer negativen geistigen Verfassung befinden. Dieses Gefühl der Dringlichkeit ist ein emotionales Warnsignal, daß wir uns vom Hier und Jetzt entfernt haben und in die »Allee des Gedankenlabyrinths« abgebogen sind. Warten Sie, bis sich der emotionale Sturm gelegt hat, und schon setzen Sie Ihren Weg auf der »Straße der Gelassenheit« fort.

Kommunikation: Herz zu Herz oder Kopf zu Kopf?

In der Therapie berichten viele Patienten, daß ihre Beziehungsprobleme sich beilegen ließen, wenn sie nur »besser miteinander kommunizieren könnten«. Darin liegt ein Körnchen Wahrheit, allerdings auch eine falsche Vorstellung von Kommunikation. Durch gute Kommunikation allein ist einer Beziehung noch lange nicht geholfen. Kommunikation kann auch zu noch größeren Mißverständnissen führen; manchmal kann sie sogar das Ende einer Beziehung herbeiführen und Schmerzen verursachen, von denen man sich erst nach Jahren erholt. Ein andermal wird Kommunikation zum Wendepunkt einer Beziehung und vermittelt beiden Partnern ein Gefühl von Wärme und Nähe. Wo liegt nun der Unterschied? Kommunikation, die vom Herzen kommt, kann Wandel bewirken. Sie hilft uns, die Grenzen zwischen der unterschiedlichen Wahrnehmung der Wirklichkeit zu überwinden und zu den Gemeinsamkeiten geistiger Gesundheit vorzustoßen. Sie hilft, unser Denken weiterzuentwickeln und die Dinge von einem anderen Standpunkt aus zu betrachten. Wenn zwei Menschen von Herz zu Herz kommunizieren, empfinden sie anschließend immer mehr Respekt und Zuneigung füreinander als zuvor.

Kommunikation von Kopf zu Kopf – Diskutieren, Streiten, Debattieren, seinen Gefühlen Luft machen, jemanden zur Rede stellen – zeigt dagegen gewöhnlich keine bleibende, positive Wirkung auf den anderen. Nach derartigen Diskussionen ist man normalerweise noch mehr davon überzeugt, daß man selbst recht hatte und der andere unwissend, dumm oder verrückt ist. Auseinandersetzungen führen im allgemeinen zu gar nichts und können im schlimmsten Fall sogar katastrophal enden, mit emotionalen Verletzungen, Schuldgefühlen und Groll. In einer vom Verstand bestimmten Diskussion äußern die Menschen sich nicht aus Weisheit und Erkenntnis heraus, sondern gehen von ihren bestehenden Glaubenssystemen und Gewohnheiten aus. Dabei fahren sich alle Parteien fest. Diskussionen drehen sich im Kreis, sind vorhersagbar. Paare können in einer Kopf-zu-Kopf-Auseinandersetzung gewöhnlich ihre Sätze gegenseitig zu Ende führen, weil sie sie schon hundertmal gehört haben. Ganz offensichtlich sind Unterhaltungen dieser Art also keine sinnvolle Art, in Beziehungen zu kommunizieren.

Wie finden wir also zur Herzenskommunikation, die soviel wirkungsvoller ist bei der Lösung schwieriger emotionaler Probleme? Die meisten von uns haben in ihrem Leben schon Kommunikation von Herz zu Herz erlebt – ein besonderer Plausch mit einer Mitbewohnerin in unserer Studenten-WG, eine innige Unterhaltung zu einer schwierigen Zeit, ein Augenblick der Wahrheit zwischen Eltern und Kind. Diese besonderen Gespräche erleben viele Menschen nur selten. Wenn wir jedoch zurückfinden zum Rhythmus des Lebens, können wir lernen, sie zu einem festen Bestandteil unseres Daseins zu machen.

Ein Gespräch von Herz zu Herz sieht folgendermaßen aus:

- Beide Gesprächspartner sind um Respekt und Harmonie bemüht;
- Beide Parteien sind zutiefst berührt;
- Beide Gesprächspartner hören zu, ohne den anderen zu unterbrechen, und versuchen, das Gegenüber zu öffnen;
- Die Worte kommen von Herzen (freiflottierende Denkweise), spontan und nicht aus Gewohnheit;
- Beide Gesprächspartner empfinden große Nähe, Innigkeit, wobei Ihnen das Gesagte stets präsent bleibt.

Kommunikation von Herz zu Herz mag geheimnisvoll und unkontrolliert erscheinen, aber je mehr wir lernen, im Hier und Jetzt zu leben und psychisch gesund zu funktionieren, desto öfter wird diese Art der Unterhaltung möglich. Die folgenden Tips sollen Ihnen helfen, wirkungsvolle Kommunikation zu erlernen:

- Kommen Sie zunächst selbst zur Ruhe; finden Sie zur freiflottierenden Denkweise;
- Schieben Sie sämtliche Erwartungen bezüglich des Ergebnisses weit weg;
- Holen Sie die Erlaubnis des anderen ein;
- Sprechen Sie vom Herzen aus;
- Hören Sie zu, ohne etwas dabei zu denken;
- Kommen Sie nicht vom Kurs ab; lassen Sie Ihre Stimme stets respektvoll, warm und mitfühlend klingen.

Wir wollen diese Punkte nun im einzelnen besprechen.

Finden Sie zur richtigen Denkweise

Wenn Sie sich unter Druck fühlen, ernst oder ungeduldig sind, dann halten Sie sich in Ihrem Kopf auf – in der analytischen Denkweise. Sie haben vielleicht das Bedürfnis nach einem liebevollen Gespräch, aber dazu kann es erst kommen, wenn Sie sich in Ihrem Herzen befinden. Warten Sie also, bis Ihre Stimmung sich hebt; das Problem wird dann wahrscheinlich noch vorhanden sein, aber Sie können eher etwas verändern, wenn Sie sich in der richtigen Denkweise befinden. Leider kommunizieren die meisten Menschen, wenn sie sich der analytischen Denkweise bedienen. Doch zu einem Herzensgespräch müssen wir beim Reden und Zuhören in die freiflottierende Denkweise geschaltet haben.

Schieben Sie sämtliche Erwartungen bezüglich des Ergebnisses weit weg

Wenn Sie sich ein bestimmtes Ergebnis erhoffen, spürt Ihr Gesprächspartner das. Diese Erwartungen führen dazu, daß man den anderen kontrollieren will, manipuliert und unter Druck setzt, was wiederum den Gesprächspartner veranlaßt, in den Kopf zurückzukehren und zum Gegenangriff überzugehen. Erwartung führt zu Enttäuschung, wenn etwas nicht so läuft, wie wir es uns vorgestellt haben, und das tut es natürlich nie. Enttäuschung wirkt sich schlecht auf die Stimmung aus und erschwert so die Kommunikation.

Verzichten Sie also auf Erwartungshaltungen. Vertrauen Sie darauf, daß Sie, wenn sich zwischen Ihnen das richtige Gefühl (Harmonie) einstellt, eine für alle Seiten befriedigende Lösung gefunden wird, an die keiner von Ihnen zuvor gedacht hat. Vertrauen in freiflottierende Kommunikation führt Sie direkt zu Herzensgesprächen hin.

Holen Sie die Erlaubnis des andern ein

Sie haben das Gefühl, sich in der freiflottierenden Denkweise zu befinden. Sie glauben auch, daß Sie frei von Erwartungen und bereit für ein Gespräch von Herz zu Herz sind. Doch bedenken Sie: Es gehören immer zwei dazu. Ehe Sie sich in ein Gespräch von Herz zu Herz stürzen, müssen Sie die Erlaubnis des anderen einholen, sonst laufen Sie Gefahr, ein Gespräch von Herz zu Kopf zu führen. Die Erlaubnis einzuholen erfüllt mehrere wertvolle Absichten:

- Es zeigt Respekt;
- Es macht den Gesprächspartner darauf aufmerksam, wie wichtig Ihnen die Kommunikation ist, und hilft ihm dadurch, in die richtige Denkweise zu schalten;
- Es läßt Sie wissen, ob Zeitpunkt, Stimmung und Grad der Harmonie zwischen Ihnen stimmig sind oder ob Sie noch geduldig sein und abwarten sollten.

Wenn Sie diesen wichtigen Schritt des Erlaubnisholens überspringen, wird der Versuch, wirkungsvoll zu kommunizieren, genauso fruchtlos sein wie der Versuch, in ein Zimmer zu gehen, ohne vorher die Tür zu öffnen. Sie müssen den anderen vielleicht erst von Ihrer guten Absicht und Zuneigung überzeugen oder ihm erklären, warum dies für Sie wichtig ist. Wenn Sie die Erlaubnis nicht bekommen, sollten Sie von dem Gespräch Abstand nehmen und akzeptieren, daß der andere noch nicht so weit ist.

Sprechen Sie vom Herzen aus

Aus dem Herzen sprechen bedeutet, freiflottierend zu kommunizieren; es bedeutet, nicht darüber nachzudenken oder vorher durchzugehen, was Sie sagen möchten, nicht daran zu denken, wie Ihr Gesprächspartner wohl reagieren wird, nicht von vornherein schon seine Antwort zu

»kennen«. Seien Sie Sie selbst und lassen Sie die Worte aus sich strömen. Aus dem Herzen zu sprechen heißt, aus der Inspiration zu sprechen, aus dem Stegreif, extemporierend, spontan. In der freiflottierenden Denkweise kommen die richtigen Worte, immer unter Berücksichtigung des Bezugssystems des anderen, des Grades von Harmonie, dem Ausmaß an Erlaubnis. Aus dem Herzen zu sprechen bedeutet, unsere Weisheit einzubringen.

Wenn die Menschen mit dem Herzen zuhören, zeigen sie ein hohes Maß an Interesse und Respekt. Je besser wir zuhören, desto mehr kann der andere sich öffnen; je mehr jemand vom Herzen aus redet, desto mehr hört der Gesprächspartner auch zu.

Hören Sie zu, ohne dabei zu denken

Mit freiem Kopf zuhören heißt von Herzen aus zuhören – von der freiflottierenden Denkweise aus. Der Kopf ist in der freiflottierenden Denkweise nicht wie ein Computer, sondern wie ein Radioempfänger: Er empfängt die hereinkommenden Daten, ohne sie zu analysieren oder zurückzuweisen. In der freiflottierenden Denkweise interpretieren Sie nicht von Ihren eigenen Überzeugungen ausgehend, Sie urteilen nicht und antizipieren auch nicht, was als nächstes gesagt werden könnte. Sie hören einfach zu, ohne zu werten; Sie versuchen, in sich aufzunehmen, was Ihr Gesprächspartner meint. Wenn Sie mit dem Herzen zuhören, ist der Kopf frei. Sie lassen das Eigentliche, was der andere sagt – nicht die Worte, sondern die Gefühle hinter den Worten –, auf sich einwirken. Vom Herzen aus zuhören bedeutet, sich *wirklich* für das zu interessieren, was der andere sagt. Sie lassen sich nicht durch andere Gedanken oder

Erinnerungen von der Unterhaltung ablenken. Sie haben keine festen Vorstellungen, keine Erwartungen, was das Ergebnis des Gesprächs angeht. Ihre Aufgabe beim Zuhören mit dem Herzen ist es, die andere Person auf sich wirken zu lassen.

Kommen Sie nicht vom Kurs ab

Bei einem Herzensgespräch muß der emotionale Ton respektvoll, warm und einfühlsam sein. Gereiztheit, Aggressivität und Ablenkung bringen Sie vom Kurs ab. Das geschieht auch, wenn Sie in der Unterhaltung in tieferliegende und/oder bedeutendere Bereiche vorstoßen, als man es Ihnen gestattet hat. Prüfen Sie immer wieder nach. Sie oder Ihr Gesprächspartner könnten vom Weg abgekommen sein. Halten Sie, wenn das der Fall ist, inne, bis Sie beide emotional wieder auf Kurs sind. Finden Sie zurück in die freiflottierende Denkweise, holen Sie sich erneut die Erlaubnis ein und hören Sie mit dem Herzen zu.

Kommunikation von Herz zu Herz ist keine Formel, sondern ein Prozeß. Kein Herzensgespräch verläuft wie das andere. Es gehört jedesmal viel Mut und Vertrauen dazu – von beiden Seiten. Je größer Ihr Vertrauen in die freiflottierende Denkweise ist, desto leichter werden Ihnen Herzensgespräche auch fallen, wenn sie einmal notwendig sind. Diese Richtlinien sind Schritte, um gesunde und wirkungsvolle Kommunikation zu üben – für innige Beziehungen im Hier und Jetzt.

Beziehungen: ein Neuanfang

Um eine Beziehung von Grund auf zu ändern, ist es notwendig, unseren Partner und uns in einem neuen Licht zu sehen. Dieses neue Licht ist eine neue Auffassung, eine völlig neue Sichtweise des Lebens. Manche bezeichnen diese Veränderung als innere Kehrtwendung oder als ein Wiedererwachen der Liebe. Auf jeden Fall scheint sich unsere Einschätzung der Vergangenheit zu verändern, und wir blicken mit größerem Optimismus in die Zukunft. Obwohl wir keine Kontrolle darüber haben, wann und wie dieser Umschwung sich vollzieht, können einige Tips die Chance erhöhen, daß er tatsächlich eintritt, genauso wie das Düngen der Erde eine bessere Ernte garantiert. Diese vier Tips sollen Ihnen helfen, die Erde Ihrer Beziehung für einen neuen Anfang vorzubereiten.

- Schöpfen Sie Hoffnung;
- Erkennen Sie Ihr Denken;
- Sehen Sie jenseits Ihrer Gewohnheiten die Unschuld in Ihrem Partner und in sich selbst;
- Vergeben und vergessen Sie.

Wir wollen uns nun jeden Tip genauer ansehen.

Schöpfen Sie Hoffnung

Wenn wir von unserer Beziehung enttäuscht sind, gleiten wir schnell ins ungesunde, analytische Denken ab; wir sehen nur die Aspekte des anderen, die unsere vorgefaßte Meinung bestätigen, nämlich daß es für unsere

Beziehung keine Hoffnung gibt. Um diesen Prozeß umzukehren, braucht es viel Vertrauen. Wir müssen daran glauben, daß niemand absichtlich versucht, die Beziehung zu zerstören – ja, daß jeder sein Bestes gibt, das, was ihm beim derzeitigen Verständnisgrad eben möglich ist. Wenn wir uns sagen, daß jeder von uns im Innersten gesund ist, können wir erkennen, daß jeder das Potential hat, sich zu verändern. »Man soll die Hoffnung nie aufgeben.« Indem wir unseren Kopf also freimachen von ungesundem analytischen Denken, lassen wir die Hoffnung an die Oberfläche treten. Unsere geistige Gesundheit drängt nach oben; wenn sie aufsteigt, bringt sie die Hoffnung mit sich, die wir zum Weitermachen brauchen. Je höher unser Verständnisgrad, desto leichter stellt sich das Gefühl von Hoffnung ein, weil wir die unbegrenzten Möglichkeiten ohne die Fesseln der Vergangenheit sehen.

Hoffnung gibt uns die geistige Kraft, in Situationen weiterzumachen, die eigentlich aussichtslos scheinen. Kürzlich kam eine Patientin in die Therapie, die nicht einmal ein Jahr verheiratet war. Sie war äußerst enttäuscht von ihrem Liebesleben und wurde immer verärgerter und abweisender. Ihr Mann bekam Angst und zog sich langsam von ihr zurück. Sie befürchtete, ihre zweite Ehe könnte genauso wie die erste in Mißhandlung, Zorn und Verzweiflung enden. Nach jenem ersten katastrophalen Ende hatte sie jahrelang Freundschaften zu Männern vermieden, sich schließlich aber doch verliebt und gedacht, diesmal würde alles besser. Nun hatte es den Anschein, als hätte sie unrecht gehabt. »Alle Männer sind Schlappschwänze!« rief sie in der ersten Sitzung wütend aus.

Als sie sich klarmachte, daß ihre Gefühle durch ihr Denken entstanden, hob sich ihre Stimmung, und sie konnte plötzlich die Angst ihres Mannes spüren. Sie bedrängte ihn nicht mehr, und er begann, sich wieder sexuell für sie zu interessieren. Sie erwähnte das Problem erst mehrere Sitzungen später wieder, als sie erzählte, wie toll der Sex jetzt sei und daß sie überhaupt nichts hätte tun müssen, als sich selbst zu erkennen. Sie war voller Hoffnung, daß sie und ihr Mann in Zukunft mit allen Schwierigkeiten fertigwerden könnten, nachdem ihr nun klar war, daß Veränderungen mit einer Veränderung des Denkens beginnen. Je besser sie sich fühlte, desto mehr lösten sich Probleme, die ihnen beiden zuvor unüberwindlich erschienen waren, in Luft auf; dahinter kam die tiefe Liebe, die sie füreinander empfanden, zum Vorschein.

In jeder Beziehung ist Veränderung möglich. Ein Wandel im Verständnisgrad auch nur eines Partners kann schon Hoffnung in die Waagschale der Liebe werfen und das Gewicht von Verzweiflung zu Optimismus pendeln lassen.

Erkennen Sie Ihr Denken

Es gehört viel Demut dazu, sich einzugestehen, daß jeder von uns – zum Teil ungesunde – Denkgewohnheiten entwickelt hat, die außerhalb unseres Bewußtsein wie auf Autopilot arbeiten. Zuzugeben, daß wir uns ein Verhalten angewöhnt haben, das unserer Liebe nicht zuträglich ist, befreit uns von seiner Macht. Es ist dann, als würde man Schimmel dem Sonnenlicht aussetzen – er verschwindet.

Nehmen wir zum Beispiel Jack und Julie. Jack hatte die Angewohnheit, Julie nie richtig zuzuhören, wenn sie etwas zu besprechen hatten. Er nahm an, sie werde ihn doch nur wieder kritisieren (was sie seit Jahren tat), und fiel ihr deshalb sofort ins Wort, um sich zu verteidigen. Julie ihrerseits wurde noch grober, weil es sie frustrierte, daß Jack sich so verhielt. Sie hatte das Gefühl, ignoriert zu werden. Er fühlte sich angegriffen und wehrte sich. Sie wurde immer lauter und fordernder, um ihn endlich zum Zuhören zu bewegen. Beide Angewohnheiten schaukelten sich gegenseitig hoch und führten schließlich zu hitzigen und unproduktiven Auseinandersetzungen. Nach jahrelangem Schlagabtausch machte sich Hoffnungslosigkeit und Verzweiflung breit. Als die beiden lernten, zur Ruhe zu kommen und zuzuhören, erkannten sie ihre jeweiligen Denkgewohnheiten und waren schockiert, wieviel jeder von ihnen zu dem Eheproblem beigetragen hatte und wiewenig sie eigentlich über ihre eigenen Gedanken wußten. Indem sie ihr Lebenstempo verlangsamten, konnten sie ihre Denkgewohnheiten erkennen und miteinander auf ihre gesunden Gefühle der Liebe zusteuern.

Sehen Sie die Unschuld in sich und anderen

Wenn wir unsere Beziehung betrachten und uns überlegen, was schiefgelaufen ist, wenn wir uns fragen, warum wir nicht mehr so empfinden wie am Anfang, durchforsten wir unser Gedächtnis nach Daten, die uns diese Diskrepanz erklären sollen. Dies führt unweigerlich zu der Annahme, daß der eine recht und der andere unrecht hat, sowie zu Einschätzungen, wer Fehler begangen hat und welche Absichten der Partner wohl die ganze Zeit schon gehabt haben mag. Dieses Verhalten zieht dann Schuldzuweisungen, Groll, Zorn, Schmerz, Schuldgefühle, Scham und Selbstzweifel nach sich. Das Problem beim Einschätzen Ihrer Beziehung ist somit doppelt:

- Es dient gewöhnlich dem reinen Selbstzweck, ist geprägt von Voreingenommenheit und daher inakkurat;
- Es basiert auf Ihren Gedanken zu einer Situation, und diese sind durch Selbstbestätigung und Selbsterfüllung geprägt.

Ein anderer Ansatz bestünde darin, die Unschuld im anderen zu sehen. Dies wird Ihnen möglich sein, wenn Sie von zwei Voraussetzungen ausgehen:

- Sie geben beide Ihr absolut Bestes auf der Basis Ihres gegenwärtigen und vergangenen Verständnisgrades hinsichtlich des Lebens;
- Egal, wer von Ihnen beiden »gewinnt«: Sie beide finden vollkommene Erfüllung, Intimität und Zufriedenheit. Das einzige Hindernis ist, daß Sie momentan nicht wissen, wie Sie die Sache anstellen sollen.

Wenn wir diese beiden Voraussetzungen akzeptieren (und wer tut das nicht?), beginnen wir, die Unschuld in uns und unserem Partner zu sehen. Es ist in gewisser Weise wichtiger, daß wir zuerst unsere eigene Unschuld erkennen, weil wir dann entspannter und weniger aggressiv sind und die Unschuld in anderen besser wahrzunehmen vermögen. Was natürlich nicht bedeutet, daß Sie oder Ihr Partner für Ereignisse oder Handlungen in der Vergangenheit nicht mehr verantwortlich sind. Es heißt lediglich, daß jeder von uns stets nach den Möglichkeiten handelt, die ihm aufgrund seiner Lebenserfahrung im Augenblick zur Verfügung stehen. Wie ein Verhungernder nur an Essen denkt oder ein ängstlicher Mensch ständig Gefahren wittert, wird unsere Wirklichkeit durch unsere gegenwärtige – negative – geistige Verfassung entstellt.

Joe weiß noch, wie er als Kind einmal miterlebte, daß ein Hund vor seinem Elternhaus von einem Auto überfahren wurde. Er wollte dem Hund helfen, aber als er näher kam, knurrte der Hund und versuchte, ihn zu beißen. Joe konnte nicht fassen, daß der Hund seine guten Absichten nicht spürte, sondern ihn als Bedrohung empfand. Später erklärte Joes Vater ihm, daß verletzte Tiere oft so reagieren. Diese Information half Joe, die Haltung des Hundes nicht persönlich zu nehmen und den Hund deswegen nicht abzulehnen.

Sind Menschen unsicher, reagieren sie wie dieser Hund. Sie legen die Hilfe ihres Partners fälschlicherweise als Manipulation oder Unehrlichkeit aus und reagieren alles andere als dankbar. Wenn wir erkennen können, daß wir negativ empfinden, und einen Schritt auf Abstand gehen, wird alles zurechtgerückt. Dann können wir das negative Verhalten des anderen weniger persönlich nehmen oder positives Verhalten akzeptieren, ohne daran zu zweifeln.

Wenn wir uns in unseren Beziehungen unsicher oder angegriffen fühlen, haben wir außerdem die Neigung, eine Situation in richtig und falsch, schwarz und weiß zu unterteilen. Doch machen wir uns so zu Gefangenen unserer Überzeugungen und verfallen schnell in die analytische Denkweise, was wiederum verhindert, daß wir uns des freiflottierenden Denkens bedienen. Das Beharren auf Überzeugungen führt dazu, daß wir andere Sichtweisen als dumm, verrückt, grausam, moralisch falsch und so weiter verurteilen. Diese Abqualifizierungen sind jedoch das genaue Gegenteil des Versuchs, die Unschuld in einem anderen Menschen zu sehen.

Vergeben und vergessen Sie

In Beziehungen tun die Partner einander auch einmal weh, doch am schlimmsten ist es, wenn sich auf Dauer Groll anstaut. Vergeben heißt vergessen. Verzeihen heißt, die Unschuld in unseren früheren Handlungen oder in denen des Partners zu sehen. Wenn wir verzeihen, erkennen wir, daß der andere nach dem Verständnisgrad gehandelt hat, der ihm zum damaligen Zeitpunkt richtig oder einzig möglich schien.

Wir vergeben einem anderen Menschen vor allem um unserer selbst willen. Wenn wir von Groll, Zorn oder Haß nicht ablassen, vergiften wir uns mit diesen Gefühlen nur unser Leben. Unser Herz füllt sich mit Negativität, es bleibt weniger Raum für Liebe. Wir können nicht im Hier und Jetzt leben, wenn unsere Gedanken über Vergangenes grollen. In unsere Praxis kommen unzählige Menschen, die ihren Eltern oder Verwandten oder ehemaligen Lebenspartnern nicht vergeben können; und diese Gefühle beeinträchtigen unweigerlich direkt oder indirekt auch ihre derzeitigen Beziehungen. Wenn Sie also an Ihrem Groll festhalten, wirkt sich das auf jeden Fall negativ auf Ihr derzeitiges Leben aus.

Viele Menschen können aus drei Gründen nicht von ihrem Groll über vergangene Verletzungen lassen:

- Um die Vergangenheit nicht zu wiederholen: Viele Leute gehen irrigerweise davon aus, daß ihre Weigerung zu verzeihen ihnen hilft, die Vergangenheit nicht noch einmal zu erleben. Oft meinen sie, daß sie sonst nur erneut verletzt würden. Wenn wir nicht verzeihen, versuchen wir also unser ganzes Leben lang, die Vergangenheit nicht zu wiederholen.

- Um zu vermeiden, eine Verhaltensweise stillschweigend zu dulden: Manche Menschen glauben, daß sie, was geschehen ist, irgendwie akzeptieren, wenn sie dem anderen vergeben. Sie übersehen dabei, daß sie andere und sich selbst noch immer für vergangenes Verhalten verantwortlich machen können – doch ohne die negativen Gefühle. Wenn wir anderen verzeihen und *dann* mit ihnen darüber sprechen, werden sie uns zuhören, ohne sich angegriffen zu fühlen. Wenn wir andere verurteilen, fühlen sie sich angegriffen, sie werden uns nicht zuhören und sicher sogar etwas finden, was sie dann uns vorwerfen können. So entsteht ein Kreislauf: Schuldzuweisung – Groll – Abwehrhaltung – Verletzung.
- Weil sie glauben, daß Zorn sie dazu motivieren wird, die Beziehung zu verändern: Viele Leute klammern sich an Ärger und Groll, weil sie meinen, daß der Zorn ihnen die Energie verleihen wird, in Zukunft etwas anders zu machen. Sie glauben, daß Menschen, die glücklich sind – im Hier und Jetzt leben –, nichts an den Problemen ihrer Beziehung oder der Welt ändern werden. Das trifft jedoch überhaupt nicht zu. Wenn wir eine Beziehung aus Zorn oder Haß heraus verändern wollen, zerstört es die Gefühle von Harmonie und stellt die Partner ins gegnerische Lager. Es hält uns auch vom kreativen Denkprozeß fern, der zum Wandel in einer Beziehung führen kann.

Versöhnlichkeit reinigt die Gedanken, so daß wir im Hier und Jetzt leben und zum Rhythmus des Lebens zurückfinden können. Wenn wir sehen, daß Groll lediglich ein in unserem Gedächtnis festgehaltener Gedanke ist, befinden wir uns auf dem Weg zur Versöhnlichkeit. Dies sind die drei Schritte dazu:

- Erkennen Sie den Wert der Versöhnlichkeit in Ihrem Leben. Wenn Sie in einer Beziehung einen Neuanfang suchen, müssen Sie Ihren Kopf von vergangenen Erfahrungen, die nur die Gegenwart vergiften, freimachen. Um Zugang zur freiflottierenden Denkweise zu finden, ist es notwendig, sich aus dem analytischen Denken auszuklinken. Wollen Sie glücklich und kreativ sein und vollkommen im Hier und Jetzt aufgehen, ist es unabdingbar, sich von der Vergangenheit zu lösen. Viele Menschen sind jedoch vom Gegenteil überzeugt. Sie glauben, Groll mache sie stark und verhindere, daß sie ein weiteres Mal zum Narren gehalten würden. Stellen Sie sich selbst folgende Frage: Möchten Sie lieber Ihren Groll pflegen oder glücklich sein? Möchten Sie lieber selbstgerecht und verärgert sein oder eine liebevolle Beziehung haben? Auf unserem Sterbebett würden die meisten von uns den vergangenen Groll gerne begraben. Warum so lange damit warten?
- Seien Sie bereit zu vergeben, das heißt, öffnen Sie sich für eine Neubesinnung. Diese Einstellung geleitet Sie zur Haltestelle der Versöhnlichkeit. Sie können nicht bestimmen, wann der Bus eintrifft, aber Sie werden dasein, wenn er kommt. Wenn Sie aufrichtig bereit sind zu vergeben, sollten Sie jedesmal, wenn sich die Erinnerung an ein schmerzliches Ereignis aufdrängt, zu sich selbst sagen: »Jetzt denke ich schon wieder da dran. Ich freue mich auf den Tag, wenn ich das Ganze endlich mit anderen Augen sehen kann.« Damit wird die Sache als Erinnerung erkannt und nicht mit der jetzigen Wirklichkeit verwechselt. Jahrelang hoffte Joe beispielsweise, seinem Vater bestimmte Unterlassungen vergeben zu können, doch er knüpfte bestimmte Bedingungen daran. Er wollte, daß sein Vater zugab, ihn, Joe, falsch behandelt zu haben. Solange Sie Ihre Versöhnlichkeit an Bedingungen

knüpfen, unterstellen Sie den Heilprozeß der Kontrolle anderer. Bedenken Sie, wer die Bedingungen aufgestellt hat – Sie selbst! Seien Sie bereit zu verzeihen, um einen Neuanfang zu wagen.

- Betrachten Sie Vergebung als einen Prozeß, der von Mal zu Mal leichter wird, wenn die jeweilige Erinnerung sich einstellt. Haben Sie den Wert der Versöhnlichkeit erkannt und sind bereit zu verzeihen, wird es jedesmal, wenn der vergangene Vorfall Ihnen durch den Kopf geht, während Sie im Zustand gesunden psychischen Funktionierens sind, weniger schmerzlich sein. Eine Erinnerung noch einmal zu erleben ist wie das Ausspülen schmutziger Wäsche in klarem Wasser. Mit jedem Spülgang wird die Wäsche ein wenig reiner. Wenn Sie den Schmerz also wie eine Erinnerung betrachten, die langsam schwindet und sich in sauberem Wasser klärt, sind Sie geheilt und können die Sache von einer höheren Warte aus betrachten.

Joe hatte einmal eine Patientin, die von ihrem Bruder sexuell mißbraucht worden war. Ihr ganzes Leben lang hatte sie ihn dafür gehaßt. Er nahm Drogen, beging später Selbstmord. Als die junge Frau den Wert der Versöhnlichkeit erkennen lernte und ihrem Bruder schließlich vergeben konnte, fanden ihre schmerzhaften Erinnerungen und Alpträume ein Ende. Sie konnte nach einer Vielzahl von Kurzbeziehungen eine dauerhafte Bindung eingehen.

Versöhnlichkeit ist ein notwendiger, allgegenwärtiger Bestandteil von Beziehungen, denn wir alle sind schwach und nur zu menschlich. Wir müssen sozusagen ständig unsere Windschutzscheibe putzen, um andere in einem neuen Licht sehen zu können. Wenn Sie die obigen Schritte üben, können Sie in jeder Beziehung einen Neuanfang finden.

✣ *Zusammenfassung* ✣

Wahrhaftigkeit in Beziehungen – das Verlangsamen der Geschwindigkeit zum Leben im Hier und Jetzt – ist der Schlüssel zu echter Nähe, Zufriedenheit und effektiver, liebevoller Kommunikation. Wenn wir unser analytisches Denken ungesund anwenden, neigen wir dazu, andere Menschen aus unserem subjektiven Blickwinkel heraus zu betrachten. Die Wiederentdeckung unseres gesunden psychischen Funktionierens schafft jedoch die gemeinsame Basis, auf der wir zueinanderfinden können. Je höher unser Verständnisgrad, desto befriedigender unsere Beziehungen. Stimmungen, das Verständnis für die unterschiedliche Wahrnehmung der Wirklichkeit sowie Gedankenerkennung führen zu effektiver Kommunikation von Herz zu Herz. Zu einem Herzensgespräch gehört die freiflottierende Denkweise, das heißt eigene Erwartungen zurückzustellen, Erlaubnis einzuholen, aus dem Herzen zu sprechen, ohne Nebengedanken zuzuhören und zu wissen, wie man auf Kurs bleibt.

Manche von uns haben die Hoffnung aufgegeben, daß sie eine wichtige Beziehung wieder aufleben lassen können. Wir haben vier Richtlinien besprochen, wie sich in Beziehungen eine Wende herbeiführen läßt: Hoffnung schöpfen, seine Denkgewohnheiten erkennen, die Unschuld in sich und dem Partner sehen, vergeben und vergessen. Zum Schluß sprachen wir über die einzelnen Stufen der Versöhnlichkeit.

Im nächsten Kapitel wollen wir nun eine Form der Temporeduzierung bei einer Beziehung besprechen, die uns alle besonders stark betrifft – die Beziehung zu unseren Kindern.

6.

Friedliche Kindererziehung

Diejenigen von uns, die Kinder haben, wissen, wie schnell sie heranwachsen. Kürzlich noch raubten sie uns den Schlaf und nur wenig später, wie es scheint, würden sie am liebsten die ganze Nacht über wegbleiben. Erst hängen sie an unserem Rockzipfel, und im nächsten Augenblick wollen sie keine Sekunde mehr in unserer Gegenwart verbringen.

Doch obwohl wir wissen, wie wenig Zeit uns mit ihnen bleibt, scheinen die meisten von uns durch die Jahre der Kindererziehung zu hasten, sie möglichst schnell hinter sich bringen zu wollen. Wir sagen: »Bin ich froh, wenn er/sie aus dem Babyalter raus ist«; »Wenn bloß endlich diese Trotzphase zu Ende wäre«; »Alles wird besser, wenn die Teenagerzeit vorbei ist.« Doch ironischerweise reden wir uns, sobald die Kinder herangewachsen sind, das Gegenteil ein und schreiben unsere persönliche Geschichte um: »Es war viel netter, als die Kinder noch klein waren«; »Ich vermisse die Säuglingsphase«; »Ich sehne mich nach den Tagen, als meine Kinder mich ernst nahmen.« Kurz, wir verpassen einen Großteil unserer Erziehungserlebnisse in der Gegenwart, weil wir unsere Gedanken auf die Zukunft oder auf Erinnerungen richten. Unser Verstand dreht sich im Kreis, um alles unter einen Hut zu bringen. Wir springen vor und zurück in dem Glauben, daß »eines Tages« alles besser sein *wird* als heute, und reden uns ein, daß in der Vergangenheit alles besser *war*, als es tatsächlich der Fall war. Anstatt unsere Erfahrungen in der Gegenwart auszukosten, halten wir uns durch unsere Gedanken stets einen Schritt vom Leben entfernt und sind so selten im Rhythmus des Lebens.

Wir haben nicht nur mit Hunderten von Patienten, mit Kindern jeden Alters gearbeitet, sondern sind beide Väter, und zwar an den beiden Enden der Erziehungsskala: Joe hat einen einundzwanzigjährigen Sohn, der bereits aus dem Haus ist und auf eigenen Füßen steht. Richard hat zwei Töchter im Alter von acht und fünf Jahren. Fasziniert stellen wir immer wieder fest, daß die Prinzipien des Hinunterschaltens zum Rhythmus des Lebens auf die Erziehung von Kindern egal welchen Alters zutreffen. Im gemäßigteren Tempo können Sie auch einmal Abstand gewinnen, Zugang zu Ihrer inneren Weisheit finden und angemessen auf den gegenwärtigen Augenblick reagieren. Sie haben Gelegenheit, die verschiedenen Arten von Freude zu würdigen, die Kinder unterschiedlichen Alters bereiten. Wenn Sie zurückfinden zum Rhythmus des Lebens, können Sie es ebenso (wenn auch auf andere Art) genießen, Ihr Kind aufwachsen und von zu Hause ausziehen zu sehen, wie es Ihnen Freude bereitet, zum erstenmal mit Ihrer sechsjährigen Tochter ins Museum zu gehen oder Ihrem einjährigen Sohn bei seinen ersten Gehversuchen zuzusehen.

Das Hinunterschalten zum Rhythmus des Lebens bereichert die Kindererziehung in einem solchen Maße, daß wir mit Eltern gearbeitet haben, denen die Auseinandersetzung mit einem angeblich schwierigen Jugendlichen ebenso wunderbar und befriedigend vorkam wie die Erziehung eines ausgeglichenen achtjährigen Kindes. Indem wir lernen, in der Gegenwart zu leben und sie zu schätzen, können wir, anstatt Erinnerungen erneut zu durchleben oder zu versuchen, die Zukunft vorwegzunehmen,

unsere – wie auch immer gearteten – Erfahrungen in der Kindererziehung friedvoll gestalten.
Je öfter Sie sich in einem psychisch gesunden Zustand befinden und lernen, gesünder zu denken, desto mehr werden Sie feststellen, daß die unterschiedlichen Anforderungen, die die Kindererziehung an uns stellt, Sie nicht zu überfordern brauchen. Je öfter Sie zum Rhythmus des Lebens zurückfinden, desto leichter fällt es Ihnen, gelassen zu bleiben und gleichzeitig angemessen auf die Gegenwart zu reagieren. Kindererziehung wird Ihnen anders, leichter erscheinen.

Wie wirkt sich hektische Kindererziehung aus?

Ehe wir beschreiben, wie man als Eltern zum Rhythmus des Lebens findet, möchten wir zeigen, warum es überhaupt so wichtig ist, zum Rhythmus des Lebens hinunterzuschalten. Wenn Sie an die Kindererziehung ruhelos und hektisch herangehen, hat das mehrere ernste Folgen. Hier sind einige davon:

- Sie reagieren nur noch reaktiv, anstatt auf Ihre Kinder einzugehen;
- Sie nehmen negatives Verhalten persönlich, anstatt die Unschuld darin zu bemerken;
- Kleine Ereignisse werden zu großen Katastrophen;
- Ihnen entgehen die guten Zeiten;
- Sie verlieren Ihr Mitgefühl;
- Sie erwarten zuviel von Ihren Kindern.

Schauen wir uns nun jede der Folgen hektischer Erziehung einmal genauer an.

Sie reagieren nur noch reaktiv, anstatt auf Ihre Kinder einzugehen

Ein ruheloser, hektischer Verstand ist auch ein nervöser, erregter Verstand. Wenn Ihr Denken zu schnell arbeitet oder Sie Ihre Gedanken zu ernst nehmen, kann die geringste Abweichung von Ihren Plänen oder das kleinste Hindernis wie eine größere Katastrophe wirken. Anstatt angemessen im Hier und Jetzt zu reagieren, bauschen Sie alles bis zur Unkenntlichkeit auf, sind erregt und verärgert. Je weiter sich Ihr Verstand vom gegenwärtigen Augenblick entfernt, desto mehr bewegen Sie sich weg von Effektivität. Je schneller Ihre Gedanken Sie dann davontragen, desto schneller führen Ihre erregten Gefühle zu verärgertem oder frustriertem Verhalten, was das jeweilige Problem zwischen Ihnen und Ihrem Kind nur noch verschärft. Dies ist zutreffend, ob es sich nun um einen unruhigen Zweijährigen oder einen apathischen Teenager handelt.

Wie würden Sie denn reagieren, wenn eine Freundin, die zu Besuchen ist, auf dem Küchentisch ein Glas Saft umwirft? Wahrscheinlich würden Sie sagen: »Ach, macht nichts. Das wischen wir einfach weg. Möchtest du ein neues Glas?« Wenn dasselbe jedoch Ihrem Kind passiert, reagieren Sie oft anders: »Mußt du denn dauernd den Saft umkippen? Das ist diese Woche schon das dritte Mal!« Ihre Gedanken bewegen sich weg von der Gegenwart und überlegen, wie oft das schon der Fall war und wie oft das in der Zukunft wohl noch der Fall sein könnte. Das führt unweigerlich zu negativen Gefühlen. Kurz, ein reaktiver Verstand ist wie ein Bienenkorb, randvoll mit summenden Bienen. Jeden Augenblick kann er bersten – und dann ist das Chaos perfekt.

Ein empfänglicher Verstand, der im Rhythmus des Lebens arbeitet, reagiert ganz anders. Er nimmt die Dinge, wie sie kommen. Ein umgeworfenes Glas Saft ist nur das: ein umgeworfenes Glas Saft. Nicht mehr und nicht weniger. Kein Gedanke wird hinzugefügt. Und dasselbe trifft auch auf Wichtigeres zu. Wenn Ihr Kind in Schwierigkeiten gerät und Sie sich nicht aufregen, sind Sie eher in der Lage, ihm zu helfen, als wenn Sie kopflos vor Sorge herumlaufen und ständig auf vergangene Fehler zurückblicken oder künftige Probleme antizipieren.

Um als Eltern effektiv zu sein, müssen wir gelassen bleiben und ohne die Ablenkung durch einen reaktiven Verstand auf jedes Problem reagieren, das sich ergibt. Gedankenerkennung ist der Schlüssel zur Empfangsbereitschaft des Verstandes wie auch zum richtigen Rhythmus des Lebens. Durch Gedankenerkennung verlagert sich Ihr Denken, so daß Sie die Dinge sehen können, wie sie wirklich sind.

Sie nehmen negatives Verhalten persönlich

Eine weitere Folge eines hektischen Verstandes ist die Tendenz, negatives Verhalten persönlich zu nehmen. Wenn Ihr Verstand rotiert, reagieren Sie kurzsichtig, sehen nur, wie ein Verhalten sich auf Sie auswirkt. Sie lesen Motive in das Verhalten Ihres Kindes hinein. Wenn Ihr Kind zum Beispiel unartig ist, sehen Sie hinter diesem Verhalten entweder eine bestimmte Absicht, nämlich sich an Ihnen zu rächen, oder den Beweis dafür, daß Sie bei der Erziehung versagt haben. Hektisches, verkrampftes Denken führt gewöhnlich dazu, daß Sie Ihre eigenen Gedanken zu ernst nehmen. Weil Ihr Verstand von einer wahren Gedankensalve torpediert wird, fehlt Ihnen die Zeit zum Überlegen. Daher neigen Sie zu einer Überreaktion und machen dann aus eigentlich flüchtigen Gedanken einen ganze Lawine. Aus einer Überlegung wie: »Also, ich wünschte wirklich, die Kinder würden sich nicht dauernd streiten«, wird schnell: »Meine Kinder streiten sich ständig. Was ist nur los mit ihnen? Was habe ich falsch gemacht?« Ein Gedanke führt zum nächsten und zum übernächsten, bis Ihnen der Streß der Kindererziehung über den Kopf zu wachsen scheint. Sie sehen alles nur noch verzerrt.

Es ist schwierig, die Unschuld eines anderen zu sehen, wenn Ihr Verstand damit beschäftigt ist, dessen Motive zu analysieren und abzuschätzen. Ein rotierender Verstand kann uns glauben machen, daß die Handlungen unserer Kinder auf einen angeborenen Fehler bei ihnen oder bei uns zurückzuführen sind. Wenn Ihr Teenager auf seine Privatsphäre pocht und Ihr Verstand zu schnelle Schlüsse zieht, kann es schwerfallen, gelassen zu bleiben, denn Sie werden viel zuviel in die Situation hineindeuten. Sie könnten mit Gedanken reagieren wie: »Warum haßt er mich?«, oder: »Was habe ich falsch gemacht?«

Ein Verstand, der jedoch nach dem Rhythmus des Lebens vorgeht, kann die Dinge sehen, wie sie wirklich sind. Die Reduzierung des Tempos gibt Ihnen in Streßzeiten und bei den Wechseln des Lebens die nötige Gelassenheit. Wenn Sie im Rhythmus des Lebens sind und Ihr Kind auf seiner Privatsphäre besteht, werden Sie sich vermutlich daran erinnern, daß alle Teenager eine derartige Phase durchmachen, in denen sie Abstand zu ihren Eltern suchen; Ihnen ist es in diesem Alter wahrscheinlich genauso gegangen. Statt die Sache persönlich zu nehmen, sehen Sie den größeren Zusammenhang. Wenn Sie im Rhythmus des Lebens handeln und denken: »Ich wünschte, die Kinder würden weniger streiten«, stecken Sie den Gedanken weg, ohne ihn zu einer Lawine auswachsen zu lassen. Sie werden sich bewußt sein, daß Ihr Denken diesen Gedanken zu einer Katastrophe aufbauschen könnte, daß Sie aber dort die Denkende sind und daher Macht über Ihre Gedanken haben. Wenn Sie einmal die Ruhe verlieren, hilft Ihnen die Gedankenerkennung, Ihr Denken zurück zum Rhythmus des Lebens zu leiten.

Kleine Ereignisse werden zu großen Katastrophen

Wenn Ihr Denken hektisch, überdreht ist, werden aus kleinen Ereignissen große Katastrophen. Ihr Kind sagt zum Beispiel etwas, das Sie nicht gut finden – »Ich hasse die Schule.« Anstatt dies nun relativ gelassen hinzunehmen, bauschen Sie die Bemerkung auf. »Was soll das heißen, du haßt die Schule? Lernen ist wichtig! Du brauchst die Schule, damit du es im Leben einmal zu etwas bringst. Was ist denn bloß in dich gefahren?« Diese kleine Bemerkung Ihres Kindes, die wahrscheinlich einer gedrückten Stimmung entsprang, wird in Ihrem Kopf zu einer Riesensache. Anstatt zu hören: »Ich hasse die Schule«, und es dabei bewenden zu lassen, machen Sie die Äußerung zu einem marktschreierischen Aufmacher auf der Titelseite: »Kind haßt Schule – weitere Einzelheiten auf Seite sechs.«

Wenn Ihr Verstand zu schnell fortschreitet, werden Ereignisse – und Ihre Gedanken dazu – weitaus gewichtiger, als sie es wirklich sind. Dadurch verlieren Sie jegliches Augenmaß, was es Ihnen wiederum nahezu unmöglich macht, das enge Verhältnis zu Ihrem Kind aufrechtzuerhalten. Wieder besteht die Lösung darin, die Gedanken zur Ruhe kommen zu lassen und sich bewußt zu machen, daß Sie der Denkende sind, der diesen Vorfall absolut übertrieben aufbauscht. Wenn Ihr Verstand zum Rhythmus des Lebens verlangsamt und Sie sich der Gedankenerkennung bedienen, schaltet Ihr Denken in den freiflottierenden Ansatz, und Sie erkennen, welche Rolle Ihre Gedanken bei der ganzen Angelegenheit spielen. Wenn Ihr Verstand zu schnell denkt, scheint das Leben mit Ihnen zu machen, was es will, drosseln Sie jedoch das Tempo, können Sie Ihre Rolle bei dem Prozeß durchblicken.

Ihnen entgehen die guten Zeiten

Als Therapeuten haben wir Hunderte von Eltern kennengelernt, die einige der kostbarsten Momente ihrer Kinder verpaßt haben. Vor ungefähr einem Jahr befand Richard sich mit seiner Frau und seinen zwei Kindern an einem Strand auf Hawaii. Neben ihnen saßen zwei Ehepaare mit zusammen fünf Kindern. Von der Minute an, als sie sich im Sand niederließen, bis zu dem Zeitpunkt, als sie wieder gingen, hörten sie nicht einen Moment lang auf, Pläne zu schmieden für ihren Urlaub – in dem sie sich doch gerade befanden! Richard und seine Frau hörten sie darüber diskutieren, wo sie zu Abend essen würden, wieviel Spaß sie »morgen« haben würden, wie toll es sein würde, »später« den Sonnenuntergang zu beobachten und Dutzende von weiteren, zukunftsorientierten Plänen.
Unterdessen hatten die fünf Kinder eine der unglaublichsten Sandburgen gebaut, die Richard je gesehen hatte, damit gespielt und sie schließlich wieder eingerissen. Sie hatten ihren Spaß dabei, lachten sich halb kaputt. Richard und seine Frau genossen es fast so sehr, den Fünfen zuzuschauen wie ihren eigenen Kindern. Leider bekamen die beiden El-

ternpaare nichts davon mit. Die Augenblicke waren gekommen und verstrichen. Die Erwachsenen waren so sehr damit beschäftigt zu planen, wieviel Spaß sie haben *würden*, daß sie vergaßen, tatsächlich Spaß zu haben! Einer unserer Lieblingssprüche faßt dieses nur zu vertraute Szenario zusammen: »Das Leben geht vonstatten, während wir damit beschäftigt sind, andere Pläne zu schmieden.«

Natürlich gibt es Zeiten, in denen man anderweitig beschäftigt ist und auch nicht auf seine Kinder achtet. Aber so ein Tag am Strand von Hawaii sollte nicht dazu gehören. Doch viele von uns verhalten sich regelmäßig so wie diese beiden Ehepaare. Die Jahre mit unseren Kindern ziehen langsam vorbei, während wir damit beschäftigt sind, andere Pläne zu schmieden. Anstatt unseren Kindern zuzuhören, sind wir mit unseren Gedanken woanders. Anstatt unseren Säugling in den Armen zu wiegen, sehnen wir uns nach dem Tag, an dem wir wieder mehr Zeit für uns haben werden. Anstatt heute unser gemeinsames Abendbrot zu genießen, machen wir schon Pläne für den fantastischen Restaurantbesuch in der nächsten Woche. Anstatt uns mit dem Strom treiben zu lassen und uns jedes Augenblicks zu erfreuen, verbringen wir zuviel Zeit mit analytischem Denken, machen Pläne für die Zukunft. Planen, planen, immer nur planen. »Eines Tages« wird es besser sein als heute – so glauben wir zumindest.

Wir haben Eltern kennengelernt, die so erpicht darauf waren, gute Fotos von einem besonderen Ereignis im Leben ihrer Kinder zu machen, daß sie das tatsächliche Ereignis gar nicht mitbekamen. Wir haben Eltern gesehen, die die ersten Schritte ihres Kindes verpaßten, weil sie mit Fotografieren beschäftigt waren – bloß daß der Apparat gar nicht funktionierte; und wir haben Eltern gesehen, an denen die Hochzeit ihrer einzigen Tochter schier vorbeiging, diesmal aufgrund einer Videokamera. Wir meinen, wir schauen uns die Bilder später an und werden dann das Ereignis richtig genießen. Doch in Wirklichkeit spielt sich alles hier, unmittelbar von unseren Augen ab.

Im Idealfall werden wir uns der Schönheit des Hier und Jetzt bewußt. Wir drosseln zum Tempo des Lebens und können dadurch erkennen, daß das Leben genau hier vor unseren Augen stattfindet. Je besser Sie lernen, Ihre Aufmerksamkeit auf die Gegenwart zu richten, desto mehr werden Sie auch die besonderen Momente, beim Zusammenleben mit Ihren Kindern genießen können.

Sie verlieren Ihr Mitgefühl

Ein ruhiger Verstand, der sich im Rhythmus des Lebens bewegt, ist ein mitfühlender Verstand. Wenn man hektisch ist, denkt man zu schnell und verliert oft das Augenmaß und die Fähigkeit mitzufühlen.

Es ist schwierig, ein Kind zu sein – ob Säugling oder Teenager. Jedes Alter stellt seine besonderen Herausforderungen, und jedes Alter hat seine Grenzen. Wenn Ihr Verstand zu überhastet ist, verlieren Sie diese Tatsache aus den Augen. Wenn es einmal nicht so läuft oder wenn jemand sich nicht richtig verhält, reagieren Sie schnell zu grob, ohne Mitgefühl. Weil Sie sich schnell ärgern und die Gedanken mit Ihnen durchgehen, schimpfen Sie mit Ihrem Kind, auch wenn das gar nicht nötig wäre. Anstatt zu bedenken, daß Kinder durch Schwierigkeiten und Konflikte lernen und Ihres Mitgefühls bedürfen, überreagieren Sie und beschuldigen Ihr Kind, jähzornig oder trotzig zu sein.

Wenn Ihr Verstand zum Tempo des Lebens gefunden hat, wenn Sie psychisch gesund funktionieren, fällt es Ihnen leicht, sich einfühlsam zu verhalten, Gelassenheit zu bewahren. Sie erinnern sich an Ihre eigene Kindheit, die manchmal ebenso frustrierend war. Ihr Herz bleibt auch mitten im Chaos offen, was ein gutes Beispiel setzt. Dies hilft wiederum Ihren Kindern, darauf zu vertrauen, daß Sie auch dann für sie da sind, wenn sie sich einmal danebenbenehmen. Auf lange Sicht werden sie Sie dafür lieben.

Sie erwarten zuviel von Ihren Kindern

Eines der größten Probleme im Zusammenhang mit einem überreagierenden Verstand ist, daß ein hektischer Verstand, der seine Gedanken zu ernst nimmt, oft zuviel von anderen erwartet – das trifft besonders auch auf Eltern und ihre Kinder zu. Das läßt sich leicht nachvollziehen, wenn Sie bedenken, wie schnell Sie gereizt reagieren, wenn Sie den Kopf voll haben oder zu beschäftigt sind. Sie sind dann weniger tolerant; Sie erwarten perfektes Verhalten und eine ebensolche Leistung. Erfüllen sich Ihre Vorstellungen nicht, reagieren sie verärgert. Und falls Sie so sind wie viele andere auch, lassen Sie Ihr Gegenüber Ihre Unzufriedenheit spüren.

Ihre Kinder merken es direkt oder instinktiv, wenn Sie zuviel von ihnen erwarten. Sie fühlen sich nicht akzeptiert, eine Erfahrung, die oft zu niedriger Selbstachtung oder gar Fehlverhalten führt.

Wenn Sie zurückfinden zum Rhythmus des Lebens, wird Ihnen sofort auffallen, wieviel toleranter, ja wieviel positiver Sie gegenüber Ihren Kindern eingestellt sind; Sie erwarten weniger und zeigen mehr Anerkennung. Ein Verstand, der im Rhythmus des Lebens funktioniert, akzeptiert die Dinge – und Menschen – so, wie sie hier und jetzt sind. Sie werden Ihre Kinder immer noch ermutigen, ihr Bestes zu geben, aber Sie werden von ihnen nicht mehr verlangen, besser zu sein, als sie es sind, um sich ihre Zuneigung zu verdienen. Das Ergebnis wird sein, daß Ihre Kinder sich mehr geliebt und respektiert fühlen, wodurch wiederum ihr Selbstwertgefühl steigt.

Kurz, wenn wir uns im Rhythmus des Lebens bewegen und lernen, im Hier und Jetzt zu leben, können wir die meisten Ängste und Sorgen, die mit Kindererziehung verbunden sind, vermeiden.

Das Hinunterschalten zum Rhythmus des Lebens verschafft Ihnen Zugang zu gesundem psychischem Funktionieren, was Ihnen hilft, alles so zu nehmen, wie es kommt – das Gute und das Schlechte, das Leichte und das Schwierige, Freude und Kummer. Sie regen sich nicht auf, während Sie gleichzeitig noch mehr Lebensfreude und Leidenschaft empfinden. Sollten Sie Ihre Gelassenheit einmal verlieren, finden Sie, indem Sie sich auf den Rhythmus des Lebens besinnen, schnell wieder zu ihr zurück.

Einer der wesentlichen Vorteile geistiger Gesundheit ist der Frieden, den Sie dann spüren. Wenn Sie sich gut fühlen – alles das haben, was Sie emotional brauchen –, ist das Leben leichter zu meistern; nichts (auch Ihre Kinder nicht) braucht vollkommen zu sein, damit Sie sich glücklich fühlen. Dieselben Probleme, die Ihnen zur Last werden, Sie frustrieren oder verärgern, wenn Sie einen hektischen Verstand haben, können in einer ruhigen, gesunden Geistesverfassung mit mehr Gelassenheit und Weisheit angegangen werden.

Die Vorteile, das Tempo zu drosseln

Nachdem wir einige Probleme bei der Kindererziehung vorgestellt haben, die durch einen hektischen Verstand bedingt sind, möchten wir Ihnen nun zeigen, was mit Eltern passiert, die zum Rhythmus des Lebens zurückfinden. Wir haben sieben Hauptvorteile gefunden, wie wir im folgenden zeigen werden.

Ihre tagtäglichen Erfahrungen werden intensiviert

Ganz gewöhnliche Augenblicke werden außergewöhnlich schön. Ein Verstand, der vollkommen auf das Hier und Jetzt gerichtet ist, kann jeden Moment im Leben auf völlig neue Weise, mit erhöhtem Bewußtsein sehen, hören und erfahren. Sie betrachten Aspekte des Lebens, die Sie bisher als selbstverständlich hingenommen haben, mit aufmerksameren, respektvolleren Augen. Vielleicht können Sie zum erstenmal den Zauber und das unglaubliche Wunder des Lebens bewußt und dankbar erleben. Seit beispielsweise Richards Verstand zum Rhythmus des Lebens gefunden hat, fällt ihm auf, daß sein Bedürfnis nach besonderen Aktivitäten stark gesunken ist. Anstatt auf das Wochenende zu warten, um dann mit den Kindern zum Strand zu gehen und Spaß zu haben, hat er genausoviel Freude daran, sich mit ihnen einfach auf die Treppenstufen oder nach draußen zu setzen, wo sie sich unterhalten oder den Tag an sich vorüberziehen lassen. Je entspannter er geworden ist, desto mehr genießt er diese normalen, alltäglichen Augenblicke.

Wenn Sie das Wunder des Elternseins erst schätzen gelernt haben, wird Ihnen vieles, worüber Sie sich früher aufgeregt haben, plötzlich unbedeutend erscheinen. Wie jemand, der nur noch sechs Monate zu leben hat, den Wert des Lebens neu entdeckt, so erkennen diejenigen, die zum Rhythmus des Lebens zurückfinden und gesund funktionieren, daß vieles von dem, was sie als Eltern aufregt, in Wirklichkeit ziemlich nebensächlich ist. Und wenn Sie weniger Zeit damit zubringen, sich zu ärgern, können Ihre Energie und Aufmerksamkeit sich auf die Schönheit des Lebens richten, und Sie freuen sich, das alles mit Ihren Kindern zu teilen.

Sie werden weniger reaktiv und besser ansprechbar

Durch ständiges Herumhasten leidet unser Nervensystem. Ein Verstand, der sich zu schnell bewegt, verliert rasch die Kontrolle über sich, und empfangsbereites Denken wird durch eine Reihe von Reaktionen ersetzt. Mit einem hektischen Verstand können Sie weniger gut erkennen, wann sich Ihre Gedanken im Labyrinth verirren. Wenn Sie jedoch hinunterschalten zum Rhythmus des Lebens, werden Sie merken, daß Ihr Denken reflektierender wird. An die Stelle von Reaktionen tritt eine friedliche, empfängliche Haltung gegenüber Ihren Kindern. Um noch einmal die Baseball-Analogie zu bemühen: Der Ball scheint dann, statt heranzurasen, in Zeitlupe auf Sie zuzukommen; und genauso gehen Sie dann mit den Herausforderungen der Kindererziehung bedächtiger und sicherer um.

Ihre liebevollen Gefühle und Ihre Dankbarkeit für das Geschenk der Elternschaft wachsen

Wir haben schon gezeigt, wie ein hektischer Verstand dafür sorgt, daß Sie die guten Zeiten mit Ihren Kindern versäumen. Ebenso lenkt er Sie von den liebevollen Gefühlen ab, die mit der Kindererziehung einhergehen. Der Verstand ist einfach zu sehr mit anderen Dingen beschäftigt; er richtet sich auf alles, nur nicht auf das Hier und Jetzt! Wenn Sie jedoch zum Rhythmus des Lebens hinunterschalten, wird Ihr Verstand empfangsbereiter. Das ermöglicht es Ihnen, die Freuden der Kindererziehung zu genießen, und schafft Raum für Dankbarkeit.

Dankbarkeit ist ein natürliches Gefühl, das sich einstellt, wenn der Verstand nicht durch sorgenvolle, beängstigende Gedanken abgelenkt ist. Je mehr Sie Ihre Aufmerksamkeit also auf die Gegenwart richten, je mehr Sie Ihr Denken drosseln, desto mehr Dankbarkeit werden Sie auch empfinden.

Sie sind den Kindern ein Vorbild an Friedfertigkeit

Wie muß es denn auf Ihre Kinder wirken – was vermitteln Sie Ihnen indirekt –, wenn Sie wie eine Verrückte durchs Haus rennen und ständig zur Eile mahnen? Wir haben miterlebt, wie Eltern in ihrer Frustration ihre Kinder doch tatsächlich anbrüllten, ruhiger zu sein! Leider machen Kinder unser hektisches Verhalten nach. Wenn wir brüllen, werden sie es auch tun. Wenn Sie aber hinunterschalten zum Rhythmus des Lebens, wird Ihnen etwas Bemerkenswertes auffallen: Ihre Kinder werden ihr Lebenstempo ebenfalls drosseln.

Indem wir ruhig und friedfertig sind, schaffen wir für andere eine Umfeld, in dem auch sie ausgeglichen sein können. Wenn wir Zugang zu unserer geistigen Gesundheit finden, uns den Kopf freimachen und uns entspannen, werden unsere Kinder gewöhnlich unsere Ruhe spüren und sich auch beruhigen. Richard steckte einmal mit seinen zwei kleinen Kindern mit dem Auto in einem schrecklichen Stau. Überall um sich herum sah er Eltern, denen es nicht anders erging. Wirkten die Eltern frustriert, waren auch die Kinder sichtlich mitgenommen. Als er die entspannteren Eltern sah, konnte Richard seine Gedankenerkennung einschalten, wodurch ein Umdenken eintrat. Er beruhigte sich, bis er vollkommen gelöst war. Er stellte im Radio statt der Nachrichten sanfte Musik an. Fast sofort, wie durch Magie, waren auch seine Kinder entspannt. Das jüngere schlief auf dem Schoß des älteren Kindes ein. Aus einer potentiell frustrierenden Situation war eine äußerst angenehme Erfahrung geworden.

Elternschaft ohne Gewissensbisse

Sie vermeiden es, womöglich einmal bedauern zu müssen, nicht für Ihre Kinder dagewesen zu sein. Wenn Sie wirklich für Ihre Kinder da sind – wenn Ihr Verstand nicht durch das, was den ganzen Tag über passiert, abgelenkt ist und Sie Ihre Aufmerksamkeit auf das Hier und Jetzt richten können –, brauchen Sie sich keine Sorgen zu machen, daß Ihre Kinder einmal auf ihre Kindheit zurückblicken werden und sagen: »Mein Vater (meine Mutter) war nie für mich da.« Kinder haben oft dieses Gefühl, nicht weil ihre Eltern körperlich abwesend sind (obwohl auch dies der Fall sein kann), sondern weil sie geistig-psychisch abwesend waren. Mut-

ter und Vater dachten über das nach, was am Morgen geschehen war und was am Abend passieren könnte, und über all das, was sie zwischenzeitlich zu tun hatten.
Kinder empfinden mehr noch als Erwachsene diese psychische Distanz, diese fehlende Präsenz. Es fühlt sich für sie an, als interessierten wir uns nicht für sie – als würde es uns an Zeit fehlen und sie seien weniger wichtig als alles andere.
Für Kinder dazusein heißt nicht notwendigerweise, mehr Zeit mit ihnen zu verbringen, sondern wahrhaftig präsent zu sein, wenn wir mit ihnen zusammen sind. Wenn Sie präsenter sind, das heißt im Rhythmus des Lebens stehen, werden Sie merken, daß Sie und Ihre Kinder zufriedener sind. Das Leben ist eine Folge von Augenblicken. Wenn Sie in jedem dieser Augenblicke präsent sind, werden Sie später nie Gefühle des Bedauerns haben – und auch Ihre Kinder nicht.

Ihre innere Weisheit wird Ihnen helfen

Ihre Weisheit wird hervortreten, und Sie werden wissen, wie Sie handeln, wie Sie entscheiden müssen, damit Ihre Kinder das Beste aus sich machen können. Viele Menschen haben, sobald sie das Tempo drosseln, die Sorge, daß sie zu entspannt oder gar faul sein könnten, daß sie ihre Kinder nicht genügend fordern und fördern. In Wirklichkeit ist genau das Gegenteil der Fall. Wenn Sie Ihr Tempo reduzieren, tritt Ihre innere Weisheit zutage und gibt Ihnen die nötigen Antworten. Wenn Sie hektisch sind, neigen Sie dazu, in alte Gewohnheiten zu verfallen und übereilte Entscheidungen zu treffen. Kommt Ihr Verstand jedoch zur Ruhe, treten neue, kreative Antworten und Entscheidungen an die Stelle überkommener Entscheidungen und Handlungsweisen. Sie werden merken, daß Sie, wenn Sie in der freiflottierenden Denkweise Zeit mit Ihren Kindern verbringen, über ihr gegenwärtiges Verhalten und ihre Fehler hinaus auf ihre guten Seiten blicken können. Das wiederum bringt bei ihren Kindern die angeborene geistige Gesundheit zum Vorschein, die in ihnen liegt. Untersuchungen von Kindern aus gestörten Familien, die trotzdem geistig gesund waren, wiesen einen gemeinsamen Faktor auf: Ein wichtiger Erwachsener in ihrem Leben hatte an das Kind und seine guten Seiten geglaubt, seine Talente gesehen. Zweifeln Sie also nie an der angeborenen geistigen Gesundheit Ihrer Kinder!

Sie hören auf zu glauben, daß Kindererziehung Schwerstarbeit ist

Wenn Ihr Verstand überdreht ist – wenn Sie den Gedanken, die Ihnen durch den Kopf schießen, zuviel Aufmerksamkeit schenken –, empfinden Sie ungeheuren Streß. Über alles müssen Sie nachdenken, und Ihr Verstand ist überlastet. Wenn Ihr Denken zu aktiv ist, kann Kindererziehung sich genauso anfühlen, als würden Sie in einem Verkehrsstau stecken: überall um Sie herum nur Chaos und Verwirrung. Sie regen sich über die kleinsten Kleinigkeiten auf. Kurz, die Elternrolle wird Ihnen mühsam erscheinen.

Wenn Sie jedoch zum Rhythmus des Lebens hinunterschalten, wird alles klarer, einschließlich der Antworten auf schwierige Fragen. Sie fühlen sich nicht mehr wie im Stau, sondern als würden Sie allein auf einer leeren Landstraße fahren. Das Leben wird langsamer auf Sie zukommen, Ihnen mehr Zeit geben, das Gesamtbild zu erfassen und zu reagieren. Kurz, Kindererziehung wird dann ganz einfach.

Strategien, um zum Rhythmus des Lebens hinunterzuschalten

Es gibt sieben bewährte Methoden, um das Tempo zu drosseln und als Eltern entspannt, effektiv und liebevoll zu sein. Wenn Sie diese Methoden in Ihr Leben einbauen, kommen Sie Ihrem Ziel, im Rhythmus des Lebens zu stehen, ein ganzes Stück näher.

Konzentrieren Sie sich mehr auf die Gegenwart

Einer der Schlüssel zu effektiver, freudvoller Kindererziehung deckt sich mit dem zum Rhythmus des Lebens: Lernen, mehr im Hier und Jetzt zu leben. Wir verbringen zuviel Zeit damit, über Erfahrungen nachzudenken, die längst vorbei sind – der Streit heute morgen zwischen den Geschwistern, das schlechte Zeugnis vom letzten Jahr, die ungezogenen Bemerkungen von gestern abend. Oder wir stellen Spekulationen über die – uns Angst machende – Zukunft an: »Was ist, wenn mein Kind in der Aufnahmeprüfung für die Uni durchfällt? Was passiert, falls meine Kinder sich im Urlaub nicht vertragen? Was ist, wenn Sara keine neuen Freundinnen findet?« All diese Sorgen (und tausend andere auch) über Vergangenes wie auch Künftiges sind jedoch lediglich Gedanken.
Stellen Sie sich Ihr Leben einmal als Zeitstrahl vor:

Sie werden geboren ——— Hier und Jetzt ————— Sie sterben.

Denken Sie an alles, was Ihnen je im Leben widerfahren ist, wie es im Hier und Jetzt existiert – angenehme Erlebnisse, peinliche Augenblicke,

Momente der Leidenschaft und der Traurigkeit, Erfolge, Mißerfolge. Wo befindet sich das alles in diesem Moment Ihres Lebens? Im Bereich der tatsächlichen Realität oder lediglich als Gedanke in Ihrem Kopf? Ganz richtig, in Ihren Gedanken! Wenn Sie beispielsweise bei einer öffentlichen Diskussionsverstaltung einmal in Ohnmacht gefallen sind (wie Richard auf der High School), ist das nicht mehr real, sondern nur noch eine Erinnerung. Waren Sie vor dreißig Jahren Cheerleader auf der High School, ist auch das nur noch ein Gedanke. Alles, was je in Ihrem Leben passiert ist, existiert jetzt nur noch in Ihrem Gedächtnis.

Und nun denken Sie an die Zukunft. Alles, was Ihnen in der Zukunft widerfahren mag, ist im Augenblick nur ein Gedanke. Es ist noch nicht passiert. Sie können den Vorfall nur in Gedanken durchspielen, ihn antizipieren. Sie werden vielleicht reich und berühmt oder bettelarm und obdachlos, doch was auch immer: In diesem Moment ist alles bloß ein Gedanke!

Damit bleibt Ihnen nur das Hier und Jetzt und nichts weiter. Der gegenwärtige Augenblick ist das einzig *Wirkliche*, was zur Zeit existiert – hier und jetzt. Doch vergessen Sie nicht, daß selbst dieser Augenblick sich ständig verändert und auch er über das Denken erfahren wird. Der Augenblick entschwindet in die Vergangenheit und wird durch den nächsten ersetzt und so weiter.

Diese Überlegungen machen uns bewußt, wie *flüchtig* ein Augenblick doch ist – und wie kostbar. Genießen Sie also jeden Augenblick, anstatt sich auf etwas zu konzentrieren, was längst vorbei oder noch gar nicht eingetreten ist – und Sie werden im Rhythmus des Lebens stehen. Dann sieht auch die Kindererziehung plötzlich ganz anders aus. Denn ein Verstand, der nicht durch Gedanken an Vergangenheit oder

Zukunft abgelenkt ist, kann in der Gegenwart kluge Entscheidungen treffen.

Wir möchten betonen, daß Ihre Tochter durchaus Schwierigkeiten haben kann, neue Freundinnen zu finden (eine die Zukunft betreffende Sorge), oder daß Ihr Sohn tatsächlich mit dem Gesetz in Konflikt geraten ist (eine die Vergangenheit betreffende Tatsache). Aber das ändert nichts daran, daß hier und jetzt alle Sorgen über Vergangenes oder Künftiges lediglich Gedanken in Ihrem Kopf sind. Dies ist kein Rezept für Verdrängung, bei der wir Tatsachen einfach beiseite schieben. Nein, wir wollen daran erinnern, daß die einzig wahre Arbeitsgrundlage Ihres Lebens der gegenwärtige, reale Augenblick ist. Alles andere spielt sich ausschließlich in Ihrer Phantasie ab.

Und zum Schluß: Begehen Sie hinsichtlich des Lebens im Hier und Jetzt nicht wie so viele Menschen den Fehler, die Erfahrung zu mystifizieren oder sie zu kompliziert zu machen. Das Jetzt zu erleben ist nichts anderes,

Denkanstoss

Machen Sie Ihren Kopf von jeglichen Gedanken frei und seien Sie hier, im Jetzt. Atmen Sie ein paarmal tief durch und entspannen Sie sich. Denken Sie nun an etwas, das einem Ihrer Kinder passiert ist und das Ihnen Sorge bereitet. Vielleicht war es in Schwierigkeiten oder hat eine schlechte Klassenarbeit geschrieben. Machen Sie sich bewußt, daß Ihre Sorge durch Ihr eigenes Denken zum Leben erweckt wird. Und nun bringen Sie sich zurück in die Gegenwart. Machen Sie sich jetzt klar, daß das, was Sie bedrückt, nur noch in Ihrem Denken existiert. Es ist nicht mehr wirklich; es ist bloß ein Gedanke.

Wiederholen sie das Ganze mit einer die Zukunft betreffenden Sorge, wie zum Beispiel: Wird Ihr Kind in der neuen Schule Freunde finden? Machen Sie sich wieder klar, daß Ihre Sorge nichts als ein Gedanke ist. Der einzig wirkliche Augenblick ist hier und jetzt. Diese Erkenntnis befreit Sie von den Fesseln der Vergangenheit wie auch vor der Angst vor der Zukunft und hilft Ihnen, zum Rhythmus des Lebens hinunterzuschalten, indem Ihre Aufmerksamkeit auf den einzigen Augenblick fixiert bleibt, über den Sie Kontrolle haben – den jetzigen.

als das Leben in der freiflottierenden Denkweise zu sehen anstatt vom Gedächtnis aus. Das ist alles. Wenn Ihre Aufmerksamkeit auf das Hier und Jetzt gerichtet ist, werden Sie zum Rhythmus des Lebens zurückfinden.

Lernen Sie, jeden Augenblick zu erleben

Freuen Sie sich an der Schönheit und Einzigartigkeit eines Augenblicks, anstatt schon daran zu denken, wie wunderbar der nächste sein könnte, oder sich zu erinnern, wie außergewöhnlich ein vergangener Augenblick doch war.

Jeder Augenblick ist neu und einzigartig. Diesen Moment haben Sie noch nie erlebt und werden ihn in dieser Form auch nie wieder erleben. Wenn Sie durch die Konzentration auf die Gegenwart die Schönheit des Augenblicks sehen, werden Sie weitaus weniger Streß haben und Ihre Urteile durch Liebe und Dankbarkeit ersetzen.

Anstatt jeden Augenblick zu bewerten (»Das paßt mir bzw. paßt mir nicht«), sollten Sie mit Hilfe der freiflottierenden Denkweise den Augenblick so akzeptieren, wie er gerade kommt. Und wenn Sie bemerken, daß Sie sich aus der freiflottierenden Denkweise entfernen (Gedankenerkennung), wird sich Ihr Denken automatisch wieder auf die Umstände einstellen. Vielleicht stehen Sie ja einer neuen Herausforderung gegenüber oder haben die Gelegenheit, etwas Neues zu lernen.

Eines steht fest: Als Eltern werden Sie eines Tages auf Ihre Erfahrung zurückblicken und sich fragen: »Warum habe ich das eigentlich so schrecklich ernstgenommen?« Indem Sie jeden Augenblick nehmen, wie er kommt, vermeiden Sie viele bedauernde Gedanken in der Zukunft.

Hier nun eine lustige Geschichte, wie jemand vom alltäglichen Leben berührt wurde – oder eben auch nicht: Ein Ehepaar, das Ferien auf Hawaii machte, bewunderte am Strand einen herrlichen Sonnenuntergang. Eine Frau kam näher und hörte, wie die Ehefrau sagte: »Ich kann nicht fassen, wie schön das ist!« Sie erwiderte: »Da hätten Sie mal den Sonnenuntergang auf Tahiti sehen sollen.«

Wenn die Gedanken nicht auf das Hier und Jetzt gerichtet sind, sondern auf etwas anderes, passiert es häufig, daß wir, wie diese Reisende, sogar positive Erfahrungen mit anderen vergleichen oder uns fragen, was die Zukunft bringt, anstatt die Gegenwart in vollen Zügen zu genießen. Wenn Sie lernen, sich des Augenblicks zu erfreuen, dann wird nicht nur die Kindererziehung, sondern Ihr gesamtes Leben zu neuem Leben erweckt, bringt neue Freude und Befriedigung.

Halten Sie Ihre Gedankenlawinen in Schach

Kindererziehung ist etwas, das sich sehr schnell ändert, von Tag zu Tag, von Augenblick zu Augenblick. Oft passiert etwas ohne jegliche Vorwarnung: Ihr Kind fällt hin und schlägt sich das Knie auf, zwischen den Geschwistern bricht heftiger Streit aus, Sie erhalten einen beunruhigenden Anruf von der Schule, Sie werden wegen Ihres autoritären Auftretens kritisiert, und so weiter. Manchmal scheint es, als bestünde Kindererziehung nur aus einer endlosen Abfolge von Katastrophen. Aus diesem Grund ist die Kindererziehung natürlich eine Brutstätte für Gedankenlawinen.

Gedankenlawinen entstehen meist dann, wenn etwas schiefläuft. Etwas Unerwartetes passiert, und sofort schaltet sich Ihr Verstand ein und bauscht die ganze Geschichte auf. Wenn Richards Töchter sich beispielsweise zanken, denkt er sofort: »Was mache ich falsch? Kris [seine Frau] und ich streiten uns doch auch nicht auf diese Weise, wo haben sie so ein Verhalten bloß gelernt?« Wenn er seine Gedanken nicht in Schach hält, indem er sie sich bewußtmacht (Gedankenerkennung), könnte sich sein Denken leicht zu einer Lawine entwickeln. Merkt er hingegen, was vor sich geht, schaltet sein Denken um und bringt inneren Frieden.

Ist Ihr Verstand gelassen und Ihre Umgebung ausgeglichen, fällt Kindererziehung leicht und ist eine lohnende Aufgabe. Aber wenn Chaos herrscht, wenn die Dinge außer Kontrolle geraten, dann beginnen die Probleme, und Ihr Verstand fängt an zu rotieren. Dann ist es besonders wichtig, Ihre Gedankenlawinen einzudämmen. Erkennen Sie Ihr Denken frühzeitig, damit es umschalten kann, und alles wird gut.

Denkanstoss

Stellen Sie sich vor, Sie sehen im Kino einen furchterregenden Film über Haie, die Menschen fressen. Haben Sie die Harpune ins Kino mitgenommen? Natürlich nicht. Wir können angsteinflößende Filme sehen, Popcorn und Schokolade dabei knabbern und dann entspannt aus dem Kino gehen, weil wir wissen, daß es ja »nur ein Film« ist.

Ihr Denken ist einem Film ähnlich. Ja, unser Denken verhält sich zu unserer persönlichen Wirklichkeit wie die Filmszenen zum Gesamtgeschehen auf der Leinwand. In beiden Fällen scheint das, was wir erleben, wirklich zu sein, aber in keinem der Fälle ist es tatsächlich real. Beim Film ist es schlichtweg eine Zelluloidrolle, die auf die Leinwand projiziert wird. Bei Ihren Gedanken sind es einfach Ihre Gedanken. Ihre Gedanken können Sie nicht verletzen, ohne daß Sie das auch zulassen, weil Sie sie zu ernst nehmen.

Es wirkt Wunder, wenn Sie sich dies vor Augen halten, sobald eine Gedankenlawine ihren Anfang zu nehmen droht. Wenn Ihr Denken wieder mal verrückt spielt, weil Ihr Sohn zu spät nach Hause kommt oder Ihre Tochter sich gestritten hat, dann holen Sie tief Luft und denken Sie daran, daß Ihr Denken genau wie ein Film ist: Es kommt Ihnen wirklich vor, und doch sind alles nur Gedanken. Sie werden wahrscheinlich merken, daß Sie gerade dabei sind, eine schmerzliche oder frustrierende Erfahrung der Vergangenheit durchzugehen oder etwas vorwegzunehmen, was erst passieren wird. In der Gegenwart halten Sie sich vermutlich jedenfalls nicht auf.

Wenn Sie Ihre Gedankenlawinen in Schach halten können, dann können Sie in der Kindererziehung auch hinunterschalten zum Rhythmus des Lebens.

Üben Sie frühzeitige Gedankenerkennung

Wenn Ihnen die Sicherung durchbrennt, dann machen Sie sich bewußt, daß daran nicht Ihr Kind schuld hat, sondern Ihr Denken. Alle Gedankenlawinen in der Kindererziehung fangen ganz harmlos an. Etwas passiert, und ein Gedanke schießt Ihnen durch den Kopf. Kürzlich war Richard auf Geschäftsreise in New York, als er auf der telefonischen Mailbox des Hotels eine dringende Nachricht von seiner Frau vorfand. Kenna, seiner jüngeren Tochter, war etwas zugestoßen.

Unglücklicherweise brach die Nachricht mittendrin ab, so daß das meiste Richards Phantasie überlassen wurde – und er stellte sich gleich die schrecklichsten Dinge vor! Er wußte, daß Kenna verletzt war, allerdings nicht, wie schwer. Seine Gedanken fingen an zu rotieren: »Soll ich meine Reise abbrechen und nach Hause fliegen? Was ist nur passiert? Wessen Schuld war es?« Selbst die beängstigende Frage: »Wird sie es überleben?« schlich sich irgendwie in sein Denken ein. Er regte sich immer mehr auf.

Zum Glück erkannte er, daß es nur seine Gedanken waren, die sich gerade zu einer Lawine aufbauten. Er wurde sich bewußt, daß er in der analytischen Denkweise feststeckte, und schaltete sein Denken um. Diese Erkenntnis rettete ihm den Verstand – und den Rest der Reise. Mit etwas mehr Abstand konnte er seine Gedanken beobachten: Sie rotierten, malten sich das Geschehen in den düstersten Farben aus. Indem er seine Denkweise korrigierte, beruhigte er sich fast sofort und kam zurück in die Gegenwart, wodurch seine innere Weisheit hervortreten konnte.

Mit ruhigerem Verstand wurde ihm klar, daß seine Frau bei einer ernsthaften Verletzung die Rezeption gebeten hätte, in seinem Zimmer eine

Nachricht zu hinterlassen. Nachdem er sich beruhigt hatte, konnte er sich nun auch überlegen, bei wem er anrufen und herausfinden könnte, wo seine Frau und Tochter waren. Gott sei Dank stellte sich heraus, daß die Verletzung nichts Ernstes war – nur ein verstauchter Knöchel. Seine Frau hatte wahrscheinlich mehr zu leiden als seine Tochter. Sie mußte nun schließlich drei Tage lang ein fünfundvierzig Pfund schweres, frustriertes Kind herumschleppen!

Frühe Gedankenerkennung kann Ihnen einige Frustration als Eltern ersparen. Wahre Gedankenerkennung erfolgt in dem Augenblick, wenn Sie zum Rhythmus des Lebens zurückfinden und diese bedeutende Quelle der Weisheit nutzen. Frühzeitige Gedankenerkennung bringt Frieden, Gelassenheit und Ruhe mit sich. Doch bedenken Sie: Wenn Sie wissen, wie wichtig Gedankenerkennung ist, dann stellt sie sich ganz von selbst ein. Sie brauchen sich nicht darum zu bemühen oder danach zu streben.

Begegnen Sie Stimmungen mit Mitgefühl

Im letzten Kapitel haben wir gezeigt, wie bei schlechter Stimmung aus einer Kleinigkeit eine Riesensache wird, die kaum noch zu bewältigen scheint. Die Probleme kommen uns schier unlösbar vor und wirken wie die Spitze eines Eisbergs. Wir haben den großen Überblick verloren, und weil wir uns negativ und hoffnungslos fühlen, vergessen wir, wieviel Freude die Kindererziehung doch bringen kann. Bei gedrückter Stimmung überreagieren wir und geben oft unnötigen oder unerwünschten Rat.

Und doch führt gerade der Druck, den Sie spüren, wenn Sie niedergeschlagen sind und Ihre Denkfähigkeit somit eingeschränkt ist, dazu, daß

Sie versuchen, wichtige Entscheidungen zu treffen oder vertrackte Probleme zu lösen. Dabei reagieren Sie auf Ihre negativen Gefühle mit negativem Denken und Verhalten.
Das gleiche geschieht, wenn unsere Kinder schlecht gelaunt sind. Dann sagen sie Sachen und legen ein Verhalten an den Tag wie sonst nie. Bei gedrückter Stimmung werden unsere Kinder uns nicht mögen; sind sie fröhlich, werden sie uns gewöhnlich so lieben, wie wir sind. Bei gedrückter Stimmung werden sie unsere Fehler und Widersprüche suchen – und auch finden; sie werden sich untereinander und mit uns zanken und dumme Entscheidungen treffen. Sie werden kein bißchen Dankbarkeit zeigen für das, was wir für sie tun oder getan haben. Ja, sie werden das Leben wahrscheinlich als Last empfinden.
Mitgefühl mit Stimmungen zu zeigen – mit unseren eigenen wie auch denen der Kinder – ist ein wirksames Mittel bei der Kindererziehung. Sie können so in alltäglichen Fällen gelassen bleiben, wenn dies vielen anderen Eltern nicht mehr gelingt. Fühlen Sie sich niedergeschlagen, zornig, hektisch, gefangen oder frustriert, vermag Mitgefühl ein weniger strenges Urteil zu fällen. Wenn Sie Stimmungen verstehen und es auch zugeben können, wenn Sie einmal schlecht gelaunt sind, dann zeigen Sie Nachsicht mit Ihren Gefühlen. Sie sagen: »Natürlich reagiere ich in diesem Augenblick so – ich sollte meinem Urteil im Moment nicht trauen.« Sie lernen, abzuwarten und sich und Ihre Reaktionen nicht zu ernst zu nehmen.
Dieselbe Gelassenheit zeigen Sie, wenn Ihre Kinder schlechter Stimmung sind. Sie lernen, Ihren Kindern gegenüber nachsichtig zu sein – was nicht heißen soll, daß Sie negatives oder respektloses Verhalten einfach hinnehmen; sondern Sie erinnern sich einfach daran, wie verzerrt

Denkanstoss

Stellen Sie sich vor, Sie sind ganz mieser Laune. Gehetzt, verärgert und angespannt. Und nun denken Sie an zwei, drei typische Dinge, die Sie als Vater oder Mutter täglich erleben.

Hier ist ein Beispiel: Sie gehen in ein Zimmer, das aussieht wie die städtische Müllhalde; Sie sehen, daß der Haufen mit dreckiger Wäsche höher ist als Sie selbst; jemand ist mit Schmutzstiefeln über den Teppich spaziert; Sie hören, wie die Kinder sich wegen einer Kleinigkeit zanken und raufen.

Wie wirkt dieses Szenario bei schrecklicher Stimmung auf Sie? Wenn Sie ehrlich sind, müßten Sie antworten: »Grauenhaft.«

Und jetzt stellen Sie sich genau dasselbe Beispiel vor, aber bei gelassener, guter Stimmung. Natürlich wäre es Ihnen auch dann lieber, nicht mit so einem Chaos konfrontiert zu werden – wer würde sich das schon wünschen? Aber wenn Sie gutgelaunt sind, fällt es Ihnen erheblich leichter, spielend mit dem Alltag fertigzuwerden. Ihnen paßt zwar sicher durchaus nicht alles, was Sie tun müssen, doch andererseits handelt es sich um nichts Weltbewegendes. Sie tun einfach, was notwendig ist, und gehen zum nächsten Tagesordnungspunkt über. In guter Stimmung denken wir weniger nach.

Nehmen Sie, wenn Sie deprimiert sind, Ihr Denken nicht zu ernst.

Versuchen Sie nicht herauszufinden, was mit Ihrem Leben oder mit Ihren Kindern nicht stimmen könnte, sonst frustrieren Sie sich nur selbst. Besser ist es, sich bei gedrückter Stimmung den Kopf möglichst frei zu machen und loszulassen. Wenn sich Ihre Stimmung dann hebt, stellen sich Lösungen und Antworten ein – so, wie es Probleme bei schlechter Laune tun. Bedenken Sie: Ihre Stimmung mag zwar gedrückt sein, aber das bedeutet nicht, daß Ihr Leben gescheitert ist!

das Leben aussieht, wenn man niedergeschlagen ist. Sie könnten die Bemerkung Ihres Sohnes: »Nie spielst du mit mir!« oder die Klage Ihrer Tochter: »Ich bin das einzige Mädchen in der ganzen Schule ohne eigenes Telefon«, einfach überhören. Ihr gesunder Respekt für Stimmungen läßt Sie erkennen, daß Ihre Kinder diese Dinge in diesem Moment nicht erfinden – so trist sieht das Leben für sie in diesem Augenblick tatsächlich aus.

Als Eltern Stimmungen zu verstehen ist, wie bei strömendem Regen Auto zu fahren, wenn man weiß, daß die Sicht beeinträchtigt ist. Man setzt seinen Weg zwar fort, weiß aber dennoch, daß man vorsichtig sein muß.

Stets eins nach dem andern erledigen

Einer der frustrierendsten Aspekte bei der Kindererziehung ist der Streß, der entsteht, wenn man zuviel auf einmal erledigen will. Es empfiehlt sich zu üben, wann immer es geht, eins nach dem andern anzugehen. Das hilft Ihnen, ruhige und dennoch untadelige Konzentration zu entwickeln. Ein Verstand, der sich auf das konzentrieren kann, was er gerade tut, ist ein Verstand, der ganz auf das Hier und Jetzt gerichtet ist. Und wenn wir uns unseres Denkens bewußt sind, können im Jetzt bekanntlich keine Gedankenlawinen entstehen. Für eine Gedankenlawine des Zorns, der Angst oder der Überlastung muß Ihre Konzentration auf das Hier und Jetzt gestört sein, müssen Ihre Gedanken in die Vergangenheit oder Zukunft abschweifen.

Zum Beispiel erinnert sich Richard daran, wie einmal seine beiden Töchter Freundinnen zu Besuch hatten. Obwohl im Haus Chaos herrschte, wählte er genau diesen Zeitpunkt, um einen Schrank aufzuräumen; er breitete die ganzen Sachen auf dem Wohnzimmerboden aus. Gleichzeitig hatte man ihn gebeten, das Mittagessen zuzubereiten, dies und jenes zu suchen, ans Telefon zu gehen, ein Päckchen an der Tür entgegenzunehmen und die Küche sauberzumachen. Er fühlte sich vollkommen zerrissen, hetzte von einem zum anderen, brachte nie zu Ende, was er begonnen hatte. Nach ungefähr einer Stunde dachte er, er würde verrückt. Zum Glück setzte bei Richard dann die Gedankenerkennung ein – er merkte, daß sein Denken hektisch, außer Kontrolle geraten war. Also schaltete er auf ein langsameres, ruhigeres Denken um – auf die freiflottierende Denkweise. So fiel ihm ein, daß es klug war, immer nur eine Sache auf einmal zu tun. Er beschloß also, das Durcheinander auf dem Boden zu lassen, wie es war (was ihm sehr schwerfiel), bis wieder Ruhe im Haus herrschte. Als es schließlich soweit war, hängte er den Hörer vom Telefon aus und konzentrierte sich auf das Schrankprojekt. In einer Stunde war alles erledigt. Eins nach dem anderen zu tun bedeutet vor allem, unsere ungeteilte Aufmerksamkeit auf eine Sache zu richten. Unser Denken ist oft wie eine Achterbahn: Wir sind oben und unten und überall – rotieren in Hektik. Dann sind wir nicht mehr im Hier und Jetzt. Weil unsere Gedanken auch Gefühle beinhalten, wird aus diesem zersplitterten Denken Anspannung, Erregung und Streß. Man kann es jedoch üben, seine Gedanken zu beruhigen und sich auf eine Sache zu konzentrieren, indem man dem, was man gerade tut, seine ungeteilte Aufmerksamkeit schenkt. Diese simple Erkenntnis verhindert Streß, weil unser Verstand nicht auf jeden Gedanken eingeht, der uns durch den Kopf schießt, sondern in Ruhestellung bleibt.

Möglichst oft die freiflottierende Denkweise einschalten

Wie wir schon besprochen haben, ist kreatives Denken unbedingt nötig für persönliches Wachstum, für innere Veränderung, Weiterentwicklung und Evolution. Auch bei der Kindererziehung spielt es eine wichtige Rolle. Wenn wir lernen, die meiste Zeit in der freiflottierenden Denkweise zu leben und die analytische Denkweise auf Aufgaben zu beschränken, für die Planung, Berechnung und Analyse notwendig sind, werden unser Leben sowie unsere Erfahrungen mit der Kindererziehung weitaus einfacher. Dann leben wir in den tieferen Gefühlen, die mit freiflottierendem Denken einhergehen – Dankbarkeit, Freude, Entspannung, Mitgefühl und Gelassenheit.

Unser freiflottierendes Denken richtet sich nach unserer Erfahrung des Hier und Jetzt aus. Wir reagieren nicht aus alten Gewohnheiten oder Überzeugungen heraus, sondern gehen mit einer Situation auf kreative, angemessene Weise um.

Viele Eltern begehen den Fehler, gegenüber ihren Kindern zuviel »im Kopf« zu sein. Was ein vergebliches Unterfangen ist, da wir unsere Kinder bekanntlich nicht *verstehen* können. Ein derartiger Versuch führt lediglich zu Frustration und Verwirrung. (Und wenn wir sie dann endlich verstanden haben, haben sie sich schon wieder verändert!) Es ist also weitaus effektiver, bei der reflektierenden Denkweise zu bleiben, die es uns ermöglicht, uns auf die ständigen Veränderungen und neuen Herausforderungen einzustellen.

Als Eltern haben wir es nämlich mit Kindern zu tun, die sich ständig verändern, weiterentwickeln, wachsen. Was im letzten Jahr noch richtig war, ist es heute längst nicht mehr. Das Leben ist ein steter Wandel, und wir müssen Schritt halten. Die richtige, angemessene Antwort finden Sie aber nicht in Ihrem Gedächtnis, sondern indem Sie Ihr analytisches Denken verlassen, sich den Kopf frei machen und geduldig auf eine Antwort auf der Basis Ihrer inneren Weisheit warten. Diese Weisheit kann natürlich nur in der freiflottierenden Denkweise zutage treten.

Wir haben schon beschrieben, daß das Klären des Verstandes mit dem Absetzen von Schlamm in Wasser vergleichbar ist. Wir tun einfach nichts, und der Schlamm lagert sich automatisch ab. Wenn Sie nur den kleinsten Versuch unternehmen, diesen Vorgang aktiv herbeizuführen, wird der Schlamm wieder aufgewühlt. Deshalb können Sie auch nicht versuchen, sich zu entspannen. Entspannung ist das natürliche Nebenprodukt der freiflottierenden Denkweise!

Die freiflottierende Denkweise versorgt Sie automatisch mit einem Strom von Gedanken, der Ihnen die nötigen Antworten liefert und Ihnen hilft, zum Rhythmus des Lebens hinunterzuschalten, ruhiger und weiser zu werden. Vertrauen Sie der freiflottierenden Denkweise, und Ihre Erfahrung der Kindererziehung wird sich von Grund auf wandeln.

✣ *Zusammenfassung* ✣

Entgegen der landläufigen Meinung kann Kindererziehung eine freudige Erfahrung sein, ohne Eile, Hetze und Streß, wie viele Menschen sie erleben. Der Schlüssel liegt – wie in allen anderen Lebensbereichen auch – darin, zum Rhythmus des Lebens hinunterzuschalten, uns nicht aufzuregen. Wenn wir lernen, Zugang zu gesundem psychischem Funktionieren zu finden, werden wir weise, der jeweiligen Situation angemessene Entscheidungen treffen. Und wir werden uns über das wunderbare Geschenk, Kinder großziehen zu dürfen, uneingeschränkt freuen können.

7.

Mit mehr Umsicht arbeiten

Ich habe einen Mikrowellen-Kamin.
Man kann die ganze Nacht davorliegen – in nur acht Minuten.

Der Komiker Stephen Wright.

Viele von uns führen den gehetzten Rhythmus ihres Lebens auf die Hektik in ihrem Beruf zurück. Die gestiegenen Anforderungen an die Menschen in einer Zeit von Entlassungen, Kostenreduzierung, internationalem Wettbewerb und verstärkter Technologie haben dazu geführt, daß die Berufstätigen sich gestreßt und unsicher fühlen. Stehen Veränderungen an, wird der Faktor Mensch häufig hintangestellt. Die Menschen arbeiten länger, intensiver unter Zeitdruck – aber arbeiten sie auch klüger? Steigt ihre Effizienz, oder sinkt sie eher? Sind die Menschen mit ihrem Beruf zufrieden? Denken die Arbeitgeber soviel an ihre Aktionäre und den Umsatz, daß sie darüber ihre Angestellten vergessen?

In diesem Kapitel wollen wir uns anschauen, wie das Verlangsamen zum Rhythmus des Lebens sich in der Arbeitswelt auswirkt. Wir werden besprechen, wie das Leben im Hier und Jetzt Ihre Fähigkeit verbessert, die Arbeitswelt sinnvoll zu organisieren, ohne dabei den Faktor Mensch aus den Augen zu verlieren. Es hilft uns auch, besser mit anderen Menschen umzugehen, intelligente Entscheidungen zu treffen, motiviert und pro-

duktiv zu sein, die Hetze aus unserem Terminplan zu verbannen, unser kreatives Denken zu fördern, um neuen Herausforderungen begegnen zu können und in Zeiten der Krise und des Wandels Zugang zu unserem gesunden Menschenverstand zu finden.
Ironischerweise müssen Sie, um mit den gestiegenen Anforderungen fertigzuwerden, Ihr Tempo drosseln. Wenn die Menschen sich gehetzt fühlen, machen sie mehr Fehler, sind ungeschickt im Umgang mit anderen, haben keine Energie mehr und verlieren die Fähigkeit, klar, kreativ und intelligent zu denken. Sie müssen nur einmal in ein Unternehmen gehen, in dem Hektik herrscht – wo in einem irrsinnigen Tempo gearbeitet wird –, und Sie werden sehen, daß falsche Entscheidungen getroffen werden, daß ein negatives Betriebsklima herrscht, daß Angestellte in die Firmenkasse greifen und sich vor Arbeit drücken, und Sitzungen unproduktiv verlaufen, weil einfach keine Einigung über Vorgehensweisen erzielt werden kann.
Um umsichtig zu arbeiten, müssen Berufstätige hinunterschalten zum Rhythmus des Lebens – müssen lernen, mehr im Hier und Jetzt zu sein. Aufgrund der Mengen an Informationen und der Geschwindigkeit, mit der wir sie erhalten, müssen wir lernen, unseren Denkprozeß auf eine intelligente Weise einzusetzen, die uns nicht unter Streß setzt. Das meinen wir mit psychisch gesundem Funktionieren. Um es noch deutlicher auszudrücken: Wir glauben, daß in diesen Zeiten globaler ökonomischer Evolution die psychische Gesundheit von Betrieben einer der ausschlaggebenden Erfolgsfaktoren ist. Betriebe, die gesund funktionieren, treffen klügere Entscheidungen, blicken weiter voraus, haben zufriedenere und daher loyalere und motiviertere Mitarbeiter und erleben weniger Ausfälle durch Krankheit oder unentschuldigtes Fehlen und weniger Unfälle.

Angestellte, die im Rhythmus des Lebens arbeiten, sind umsichtig, produktiv und kooperativ. Der menschliche Faktor ist das ausschlaggebende Moment im Wettbewerb.

Nicht härter arbeiten, sondern umsichtiger

Je öfter wir in unserem Beruf – egal in welchem – psychisch gesund funktionieren, desto öfter setzen wir unseren gesunden Menschenverstand ein, und desto größer ist unsere Zufriedenheit. Als Joe kürzlich eine Krankenhausärztin fragte, wie sie sich im Beruf psychisch besser fühlen könnte, antwortete sie: »Ich gäbe gern allen meinen Patienten das Gefühl, unendlich viel Zeit für sie zu haben. Leider sieht es so aus, daß die Verwaltung von mir erwartet, pro Stunde mehr Patienten zu sehen, und so habe ich das Gefühl, bei all den Sitzungen und dem Papierkram nicht genügend Zeit für die Kranken zu haben.« Wenn die Ärztin lernen würde, psychisch gesund zu funktionieren, könnte sie ohne Schwierigkeiten aus der analytischen in die freiflottierende Denkweise schalten und so trotz aller Anforderungen bei Patientenvisiten ruhig und entspannt sein. Um umsichtiger statt härter zu arbeiten, muß man wissen, wie man gelassen bleibt und im Jetzt lebt. Nehmen wir beispielsweise John. Ihm wurde mitgeteilt, daß in seiner Abteilung das Personal reduziert würde und er vorübergehend die Arbeit seines Kollegen, der entlassen worden war, mit übernehmen müsse. Johns erste Reaktion war Wut (»Das ist nicht fair!«) und ein Gefühl von Überlastung (»Was die von mir verlangen, ist schier unmöglich!«) und schließlich Unsicherheit (»Wie soll ich das nur schaffen? Was ist, wenn sie mich auch entlassen und ich dann ohne Arbeit dastehe?«). Wenn John das Prinzip des gesunden Funktionierens verstanden hätte, hätte er sofort bemerkt, daß er anfing, analytisch ungesund zu denken. Er hätte sich wieder fangen können und sich dann klargemacht, daß er an seine Arbeit mit neuer Kreativität herangehen mußte. Er hätte darauf vertraut, daß er das Problem, für das er im Moment keine Lösung sah, zurückstellen konnte und seiner kreativen Intelligenz schon etwas einfallen würde. Er hätte erkannt, daß es in Krisenzeiten zunächst einmal am wichtigsten ist, nicht gleich in Panik zu geraten. Er hätte darauf vertraut, daß er ob seiner geistigen Gesundheit einen Weg aus dieser schwierigen Situation finden würde. Darüber hinaus hätte sein Chef, wenn er den menschlichen Faktor besser verstanden hätte, gewußt, wie man seinen Angestellten eine derartige Entscheidung mitteilt, ohne bei ihnen Unsicherheit und damit Ineffizienz auszulösen. Oder der Chef hätte die Situation voraussehen und so vielleicht vermeiden können. Wenn ein ganzer Betrieb psychisch gesund operiert, wirkt sich das auf allen Ebenen positiv aus.

Umsichtig arbeiten bedeutet zuhören, nachdenken und agieren anstelle von reagieren aus Gewohnheit. Es bedeutet, volles Vertrauen in den eigenen Instinkt zu haben, der uns den richtigen Weg weisen wird, selbst wenn wir keine Zeit haben, alles genau zu durchdenken. Klug arbeiten heißt sich auf Erfahrungen stützen, die uns im Hier und Jetzt helfen, anstatt uns durch vergangene Erlebnisse irreleiten zu lassen. Es bedeutet, mit anderen harmonieren zu können, zu wissen, daß ohne Harmonie keine Teamarbeit, keine Kommunikation möglich ist. Es bedeutet zu wissen, wie man im Hier und Jetzt lebt – immer nur eine Sache auf einmal tut, mit voller Konzentration und in einem Tempo, das zu einem Gleichgewicht zwischen Privat- und Berufsleben führt.

Oberhalb der Linie leben

visionär
dynamisch
selbstmotiviert

---

gestreßt
überlebensorientiert
bürokratisch/unfunktional

Oberhalb der Linie zu leben bedeutet, über einen Verständnisgrad zu verfügen, der es uns ermöglicht, unser Denken im Hier und Jetzt zu erkennen – ob wir nun in der freiflottierenden Denkweise handeln oder in analytischem Denken verfangen sind und womöglich kaum noch umschalten können. Je höher unser Verständnisgrad bezüglich unseres Denkens wird, desto besser wird unser Leben – einschließlich unseres Berufslebens. Manager werden oft inspirierter und empfänglicher für Menschen und Veränderungen. Angestellte werden allgemein kreativer, kooperativer, produktiver und zufriedener mit ihrem Beruf.

Mit jeder Verständnisebene im obigen Diagramm gehen andere Werte, Gewohnheiten und Verhaltensweisen einher. Es ist immer wieder interessant zu beobachten, daß Betriebe gerne Angestellte der gleichen Verständnisebene einstellen. Man fühlt sich wohler in der Gesellschaft von Menschen, die genauso denken wie wir. Die Verständnisebene, auf der ein Betrieb operiert, bestimmt seine Kultur, seine Produktivität, das Betriebsklima und letztendlich seinen Erfolg (auf finanzieller Ebene oder ideeller Art im Falle von Dienstleistungen oder im Bildungswesen).

Sehen wir uns einmal näher an, wie Unternehmen auf den einzelnen Verständnisebenen operieren. In Betrieben der untersten Verständnisebene, die wir als bürokratisch/unfunktional bezeichnet haben, ist das Denken der meisten Angestellten selbstbezogen und ängstlich, ihr Blickfeld ist oft eingeschränkt. Die Arbeiter fühlen sich überlastet, gehetzt und hilflos. Sie sind völlig erschöpft, erregt und neigen zu Auseinandersetzungen und Zorn. Typisch für Betriebe auf dieser Ebene sind Cliquenbildung, Klatsch, mangelnder Respekt, negative Äußerungen über den Betrieb oder das Sabotieren seiner Vorhaben. Bürokratien, die ihre Vision schon vor Jahrzehnten verloren haben, politische Gruppen oder Betriebe, in denen Management und Arbeiterschaft sich feindlich gegenüberstehen, sind Beispiele dafür. Organisationen, die noch unterhalb dieser Funktionsebene liegen, haben entweder bankrott gemacht oder sind in Anarchie versunken.

In Betrieben einer etwas höheren Verständnisebene ist das Denken der Angestellten auf das Überleben ausgerichtet. Negative Gefühle prägen das Betriebsklima – Schuldzuweisungen, Sorgen und Groll. Die Angestellten sind gereizt und gehetzt und haben kein Gespür für Teamarbeit; sie fühlen sich oft ausgebrannt, in der Defensive und dementsprechend zornig. Unternehmen dieser Ebene sind geprägt von hoher Personalfluktuation und vielen kostspieligen Fehlentscheidungen. Angestellte sowie Manager schieben häufig anderen die Schuld zu und zeigen mit dem Finger auf äußere Faktoren oder andere Mitarbeiter, um den Mangel an Erfolg oder Produktivität zu erklären. In überlebensorientierten Betrieben ist die Rate an Unfällen, Krankheiten und unentschuldigtem Fehlen hoch. Der Unterschied zu Betrieben der untersten Verständnisebene liegt darin, daß hier wenigstens noch das Notwendigste erledigt werden kann.

Weiter oben auf der Skala befinden sich Unternehmen, die auf der Streßebene operieren. Hier ist das Denken weniger negativ, aber immer noch nicht klar und kreativ. Die Menschen haben den Kopf voll, sind gestreßt und arbeiten hart, aber nicht umsichtig. Sie werden mit dem Druck fertig mit Hilfe von Galgenhumor und Bürostreichen sowie einem hohen Wettbewerbsgrad zwischen den Angestellten. In solchen Organisationen werden viele Überstunden gemacht, doch gibt es noch viel Unproduktivität und eine hohe Fehlerquote. Die Angestellten arbeiten sich kaputt oder lassen sich krankschreiben, um mit dem Druck fertigzuwerden. Trotzdem sind diese Betriebe finanziell oft relativ erfolgreich.

Wir kommen auf der Skala nun zu Unternehmen, deren Mitarbeiter im Durchschnitt über der Linie liegen; wir bezeichnen sie als selbstmotivierte Ebene. Selbst unter Druck ist das Denken hier meist klar und geprägt von gesundem Menschenverstand. Die Angestellten sind mit ihrer Arbeit zufrieden, fühlen sich wohl, sind produktiv und so motiviert, daß sie kaum aktives Management benötigen. Sie arbeiten effizient und finden schneller Lösungen für Probleme. Sie unterstützen einander und arbeiten kooperativ als Team für die Ziele und Visionen des Betriebes.

Weiter oben auf der Skala findet sich die dynamische Ebene. Hier ist das Denken instinktiv, intuitiv und offen. Die Angestellten in diesen Betrieben haben einen Großteil der Zeit in die freiflottierende Denkweise geschaltet. Die Vorgesetzten stehen im Dienst der Angestellten; sie sind positiv und unterstützen ihre Mitarbeiter. Diese sind voller Energie und der Sache gewöhnlich zwei Schritte voraus. Sie hören einander gut zu und spornen sich gegenseitig durch Kreativität an. Sitzungen verlaufen dynamisch, kreativ, machen Spaß und sind generell weniger notwendig

als auf den niedrigeren Ebenen. Es herrscht auf diesem Organisationsniveau große Zufriedenheit mit Arbeit und Betrieb.
Auf der höchsten Verständnisebene, der visionären, ist das organisatorische Denken äußerst kreativ und originell. Es gibt einen ständigen Strom neuer Ideen, begleitet von praktischem Denken für ihre Umsetzung. Der Führungsstil ist kreativ und visionär, so daß der Betrieb in seinem Bereich neue Maßstäbe setzt. Es handelt sich hier um höchst erfolgreiche Unternehmen. Die Angestellten dort haben das Gefühl, großes Glück zu haben, dort arbeiten zu dürfen. Es herrscht eine philanthropische Einstellung vor; man will nicht nur den eigenen Angestellten, sondern auch ihrem Umfeld helfen. Die Welt wird zu einem besseren Ort.
Es ist offensichtlich, daß ein Betrieb bei einer verbesserten Verständnisebene auch erfolgreicher und angenehmer wird. Anstatt Veränderungen von außen aufzuzwingen, hat man erkannt, daß Veränderungen sich automatisch von innen heraus entwickeln werden, wenn der einzelne oder gar ganze Gruppen an psychischer Weisheit gewinnen. Firmen unterhalb der Linie wenden sich, um Lösungen oder einen Sündenbock zu finden, nach außen, während Gruppen oberhalb der Linie auf ihren gesunden Menschenverstand und die freiflottierende Denkweise bauen, um selbst ein besseres Arbeitssystem zu schaffen.
Besehen wir uns nun einige der häufigsten Problempunkte in Betrieben und wie man mit ihnen auf gesunde Weise umgehen könnte. Die folgenden Faktoren helfen uns, bei der Arbeit das Beste aus uns herauszuholen:

- Zeiteinteilung: die Schildkrötenmethode beim Zeitmanagement;
- Arbeitsbeziehungen (Harmonie, Gegenwartsorientierung, Konflikte, Grenzen, Umgang mit schwierigen Menschen, Stimmungen, Feedback);

- Sitzungen: Zeitverschwendung oder Arbeitshilfe?
- Entscheidungsfindung;
- Umgang mit Termindruck.

Zeiteinteilung: die Schildkrötenmethode beim Zeitmanagement

Kennen Sie die Geschichte von der Schildkröte und dem Hasen? Der Hase rennt los und läßt die Schildkröte weit hinter sich. Bald ist er erschöpft und muß ein Nickerchen machen, vollkommen überzeugt, daß er seiner langsamen Gegnerin an Geschwindigkeit himmelweit überlegen ist. Die Schildkröte teilt sich ihre Kräfte ein, stapft vor sich hin, hält jedoch nie länger an. Die Schildkröte hat das Rennen gewonnen!

Viele Menschen behaupten, sie hätten nicht genügend Zeit, um all das zu erledigen, was im Beruf gefordert wird, ganz zu schweigen davon, allen Anforderungen gerecht zu werden und dennoch Zeit für Familie, Freunde – und ein wenig Spaß – zu haben. Um mit dem Tempo unseres Arbeitslebens mitzuhalten, bedienen wir uns oft der Technik (elektronisches Notizbuch, Laptop, Handy, Fax, E-Mail, Internet) und Zeitmanagementsystemen. Je mehr Zeit wir durch diese Geräte jedoch einsparen, um so mehr versuchen wir, in unseren Tag hineinzustopfen. Wir erhöhen unsere Erwartungen an uns selbst, an unseren Arbeitgeber, an unsere Familie. Dieser Versuch mehr Zeit zu gewinnen, ist zum Scheitern verurteilt, weil wir nicht erkennen, wo unsere Wahrnehmung herkommt – aus unserem Denken. Das Tempo unseres Denkprozesses zu drosseln kann uns helfen, unsere Zeit im Beruf besser einzuteilen und zu nutzen. Wie wir Zeit erfahren, hat nur wenig mit der tatsächlichen Zeit, aber um so mehr mit unserem Denken zu tun. Empfinden Sie die Zeit, wenn Sie auf jemanden warten, der sich verspätet hat, anders, als wenn Sie sich selbst verspätet haben? Im ersten Fall vergeht die Zeit langsam, im zweiten Fall schießt sie dahin. Unsere Wahrnehmung von Zeit hängt unmittelbar mit unserem Denken zusammen. Für den Wurzelkanalpatienten beispielsweise schleppt die Zeit sich schmerzlich langsam dahin, während der Tag des Zahnarztes wie im Fluge vergeht, ihm scheint die Zeit knapp, um überhaupt alle Patienten behandeln zu können.

Unser Denken bestimmt, wie ungeduldig wir uns fühlen, mit wieviel Sorge wir in die Zukunft blicken und wie frustriert wir uns fühlen, wenn etwas zu lange dauert. Wenn Sie meinen, Zeit habe nichts mit Denken zu tun, dann reisen Sie einmal in ein Land, in ein Land, in dem die Menschen die Zeit anders wahrnehmen als wir. Wir sind schnell gestreßt, ungeduldig und verärgert, während sie entspannt bleiben und sich wundern, warum wir uns so aufregen und ständig in Eile sind.

Unsere Erfahrung von Sorge und Streß entsteht, wenn wir nicht im Hier und Jetzt sind, sondern ungesund analytisch denken. Sind wir in unserem Gedankenlabyrinth gefangen, versuchen wir, zwei oder drei Sachen gleichzeitig zu tun, lassen uns durch Gedanken an Vergangenes oder Künftiges ablenken und erledigen die Aufgabe direkt vor uns gewöhnlich nicht besonders gut. Wenn wir lernen könnten, den Wert der freiflottierenden Denkweise zu erkennen, wenn wir von Augenblick zu Augenblick leben und in Ruhe eins nach dem andern erledigen würden, unterliefen uns weniger Fehler, wir würden mehr Freude und Befriedigung empfinden und tatsächlich mehr erreichen! Sie leben immer in genau diesem Augenblick; wollen Sie ihn anwesend oder abwesend erleben? Wollen Sie geistige Hektik oder Gelassenheit? Wenn Sie in die freiflottierende Denkweise geschaltet haben, wird es Ihnen vorkommen, als hätten Sie ausreichend viel Zeit, selbst wenn Sie unter Termindruck stehen und große Verantwortung tragen. Wir können zur angenehmen Geschwindigkeit einer Schildkröte finden, wenn wir unser Denken erkennen und zurück ins Hier und Jetzt – in die obere Hälfte des Diagramms – finden.

Seit wir gelernt haben, bei unserer Arbeit und zu Hause mehr im Hier und Jetzt – also oberhalb der Linie – zu leben, haben wir überrascht festgestellt, daß wir, obwohl es sich so anfühlte, als würde die Zeit sich verlangsamen, am Ende des Tages mehr erledigt hatten als in Tagen der Eile und Hektik. Unterhalb der Linie wurde immer unendlich viel Zeit vergeudet durch Organisieren und Umorganisieren, durch Fehler und Erledigung von eigentlich unwichtigen Dingen. Hinzu kam, daß wir Schwierigkeiten hatten, Aufgaben an andere – die sie viel besser erledigen konnten – zu delegieren, weil wir die Zügel nicht aus der Hand geben wollten oder es uns leichter schien, alles einfach selbst zu machen. Je mehr wir daran dachten, was wir noch alles zu tun hatten, desto überlasteter und erschöpfter fühlten wir uns, und desto weniger schafften wir dann.

Sobald wir uns in prozeßorientiertem Denken über die Zukunft verfangen, gehen wir im Kopf immer wieder durch, was noch zu tun ist, obwohl wir eigentlich gerade mit einer anderen Aufgabe beschäftigt sind – eine Angewohnheit, die uns Kraft raubt. Ein Großteil der Erschöpfung durch Streß entsteht also nicht durch tatsächliche Arbeit, sondern dadurch, daß wir ständig daran denken, was noch alles zu tun ist. Außerdem verbringen wir als Angestellte häufig den lieben langen Tag damit, über unser Arbeitspensum zu reden.

»Dieser Riesenberg von Arbeit – ich bin ja so was von gestreßt!« Geht es Ihnen auch manchmal so, daß Sie morgens im Bett liegen, den Tag in Gedanken durchgehen und sich schon erschöpft fühlen, ehe Sie überhaupt aufgestanden sind? Dieser falsche Denkansatz raubt uns Ruhe, Spaß und Gelassenheit. Wenn wir unser Denken im Jetzt erkennen, können wir zu gesundem psychischem Funktionieren zurückfinden und so Zugang zu einer intelligenteren Denkweise erhalten, die eine sinnvolle Zeiteinteilung beinhaltet.

Richtige Zeiteinteilung heißt, niemals zuviel gleichzeitig zu tun, sich Zeit zu nehmen, zu reflektieren, Prioritäten zu setzen und zuzuhören. Die alte Tischlerweisheit »Zweimal gemessen ist einmal gesägt« faßt die Philosophie der Zeiteinteilung gut zusammen. Es ist wichtig, den Überblick zu behalten und angemessen auf den Augenblick zu reagieren. Joe erinnert sich noch, wie er vor vielen Jahren einmal zusammen mit einem Freund eine Blockhütte baute. Der Freund war ein guter Handwerker, schien aber sehr langsam zu arbeiten. Joe war oft ungeduldig mit ihm, aber mit der Zeit lernte er, die Bedächtigkeit des Freundes zu schätzen. Dieser Mann nahm sich Zeit, über alles nachzudenken, was er tun wollte, bis er die bestmögliche Lösung für eine bestimmte Aufgabe gefunden hatte. Dadurch mußte er nur selten etwas zweimal machen und verschwendete kaum Material, was wiederum die Kosten niedrig hielt. Außerdem arbeiteten Joe und sein Freund wirklich gerne zusammen. Joe hatte damals keine Ahnung, warum ihm das Projekt solchen Spaß machte, aber heute liegt die Lösung auf der Hand: Die beiden arbeiteten im Hier und Jetzt. Ironischerweise brachte Joes Freund die Arbeit ebenso schnell zu Ende wie die meisten Schreiner, wenn nicht sogar noch schneller.

Wenn wir uns die Zeit gut einteilen, dann setzen wir unsere Mittel weise ein, orientieren uns an den Notwendigkeiten und verstehen andere zur

Mitarbeit heranzuziehen. Wenn wir zum Rhythmus des Lebens – der Schildkrötengeschwindigkeit – hinunterschalten, werden wir mit Ausgeglichenheit, Glück, Produktivität und einem erfolgreichen Leben belohnt. Auch wir werden das Rennen gewinnen.

Arbeitsbeziehungen

Von wenigen Ausnahmen abgesehen arbeiten die meisten von uns zumindest einen Teil ihrer Zeit mit anderen Menschen zusammen. Wenn unsere beruflichen Beziehungen nicht positiv sind, beeinträchtigen sie Produktivität, Effizienz, Teamarbeit und Kundendienst. Die Grundlage aller gesunden Beziehungen ist ein Gefühl von Respekt, Vertrauen, Wärme, Wohlwollen und Toleranz; es herrscht gutes Einvernehmen. Wer oberhalb der Linie lebt, das heißt, wer anerkennt, daß die Wahrnehmung anderer unserem Denken entspringt, kann die Unschuld in anderen Menschen sehen und übernimmt die Verantwortung für seine Reaktionen.

Harmonie

Wir bezeichnen dieses Gefühl von gutem Einvernehmen als »Harmonie«. Wenn zwischen uns und anderen Harmonie herrscht, können wir alles tun, was im Hier und Jetzt notwendig ist – über ein neues Projekt sprechen, einen Konflikt beilegen, Ideen sammeln für die Lösung einer schwierigen Situation. Harmonie ist das »Schmiermittel« bei jeder sozialen Interaktion. Ein Mangel an Harmonie zeigt sich in negativen Gefühlen, die wir empfinden – Anspannung, Mißtrauen, Zorn, Angst, Unwohlsein, Unsicherheit. Wenn kein gutes Einvernehmen herrscht, dann werden wir ernst, mechanisch und humorlos. Außerdem sinkt die berufliche Zufriedenheit und mit ihr die Produktivität. Herrscht Harmonie, sind wir präsent, unbeschwert und anderen gegenüber aufgeschlossen und respektvoll.

Als Jugendlicher arbeitete Joe in der Baumschule seines Vaters. Zwei Vorarbeiter unterschieden sich auffällig in ihrer Art, mit anderen umzugehen: Gus war streng, überpünktlich, mißtrauisch seinen Leuten gegenüber und ohne ein gutes Wort für die harte Arbeit anderer (er erwartete sie einfach). Paul hingegen war ein Vorbild, was harte Arbeit anging, half überall aus, wo es nötig war. Er hatte Vertrauen in die Arbeit anderer, und wenn etwas falsch gemacht wurde, verbesserte er seine Männer mit freundlicher Geduld.

Gus' Truppe machte viele Fehler und erschien nicht regelmäßig zur Arbeit. Wenn er selbst nicht anwesend war, arbeitete niemand besonders hart, und die Tage schienen im Schneckentempo dahinzuschleichen. Unter Pauls Regie machte die Arbeit jedoch jedem Spaß, die Produktivität war hoch, und die Zeit schien wie im Flug zu vergehen.

Der Unterschied zwischen Paul und Gus lag in ihrem Verhältnis zu ihren Arbeitern begründet. Beide arbeiteten engagiert, aber Gus hatte eine negative Einstellung zu Menschen – sie waren faul, minderwertig, nicht vertrauenswürdig und inkompetent. Paul dagegen fand seine Leute nett, es waren Männer, die ihre Arbeit gut erledigen wollten und in deren Gesellschaft er sich gerne befand. Er fühlte sich wie einer von ihnen. Beide Vorarbeiter zeigten Joe, wie wichtig gutes Einvernehmen doch war – der eine, weil er mit seinen Leuten gut auskam, der andere, weil er zu seinen Arbeitern kein Vertrauensverhältnis hatte.

Sich auf die Gegenwart zu konzentrieren ist der Schlüssel zu einem guten Einvernehmen mit den Mitarbeitern. Dann hören wir richtig zu, kommunizieren gut und sind zu Teamarbeit in der Lage.
Ein Mitglied der Rettungsmannschaft nach der Bombenexplosion 1995 in Oklahoma City wurde ein Jahr später in einem Interview gefragt, wie sich sein Leben verändert habe. Er wurde richtig nostalgisch und sagte: »Es mag ja vielleicht abartig klingen, aber mir fehlt die Intensität der Zeit nach der Bombenexplosion. Wir arbeiteten rund um die Uhr, aber es herrschte ein Gefühl der Verbundenheit, wir hatten alle ein gemeinsames Ziel, und die Zeit schien wie im Flug zu vergehen. Niemand schien je müde zu werden.« Was er beschrieb, war die Freude, die sich einstellt, wenn Menschen miteinander im Hier und Jetzt sind, wie hart die Umstände auch sein mögen. Einer der unvergeßlichsten Augenblicke in Joes Kindheit war es beispielsweise, als seine kleine Heimatstadt in Ost-Minnesota überflutet wurde. Buchstäblich alle Bewohner verbrachten die ganze Nacht draußen im strömenden Regen. Jeder Erwachsene, jedes Kind beteiligte sich in irgendeiner Weise an der Rettung des Städtchens. Menschen, die sich nicht kannten, arbeiteten zusammen, bildeten äußerst effektive Teams, um das gemeinsame Ziel bemüht.
Wir müssen nicht erst eine Krise schaffen, um Gefühle von Kooperation und Gemeinsamkeit zu empfinden. Sie stellen sich ein, wenn wir im Hier und Jetzt sind. Sobald wir in die freiflottierende Denkweise geschaltet haben, befinden wir uns ganz automatisch hier im Jetzt und bringen die Intensität des Augenblicks in unsere Arbeitsbeziehungen mit ein. Präsenz in Beziehungen wird möglich, wenn wir uns nicht durch unseren ruhelosen Verstand ablenken lassen. Anwesend, präsent sein heißt wirk-

lich »dasein« bei unseren Kollegen – ob nun in einer Sitzung, in der Pause oder während einer schwierigen Besprechung. Der gemäßigtere Rhythmus des Lebens gestattet es uns, in Beziehungen anwesend zu sein. Sobald wir uns in unserem Verständnis oberhalb der vorhin besprochenen Linie bewegen, gestalten sich unsere Arbeitsbeziehungen automatisch harmonisch.

Konflikte

Jeder sieht das Leben anders; wie wir das Leben erfahren, wird durch unser individuelles Denken geprägt. Wenn kein gutes Einvernehmen herrscht, können unsere unterschiedlichen Ansichten für Konfliktstoff sorgen, anstatt eine Bereicherung darzustellen.

Das Leben von verschiedenen Blickwinkeln aus zu betrachten kann unser Dasein jedoch auch bereichern und so zu tieferen Einsichten führen. Wenn wir unsere unterschiedlichen Ansichten durchschauen und einander zuhören, transzendieren wir unsere enge Sicht – wir entwickeln uns weiter, verändern uns und wachsen. Im beruflichen Umfeld bedeutet dies, daß jedes Teammitglied zum Erfolg eines Unternehmens beiträgt, indem es uns Einblick in seine einzigartigen Ansichten gewährt.

Leider werden unsere Unterschiede jedoch nur zu oft zur Quelle von Konflikten, Auseinandersetzungen, Feindseligkeiten und Pattsituationen. Menschen, die unterhalb der besagten Linie agieren, sehen Unterschiede als Uneinigkeit und Bedrohung ihrer Macht, Autorität oder vermeintlichen Wichtigkeit. Für Menschen oberhalb der Linie sind Unterschiede etwas Interessantes, und sie wollen mehr über die Ansichten des anderen erfahren.

Nehmen wir an, eine Angestellte hat eine Idee, die dem Betrieb bei der Inventur Zeit und Geld sparen könnte. Ein Vorgesetzter, der unterhalb der Linie lebt, würde der Angestellten zunächst unvoreingenommen zuhören und offen für den Vorschlag sein, selbst wenn er schon erprobt wurde oder sein Nutzen auf den ersten Blick nicht ersichtlich ist. Dadurch würde die Angestellte sich respektiert und anerkannt fühlen. Der Vorgesetzte würde Fragen stellen, um die Sichtweise der Angestellten zu verstehen, und so vielleicht weitere gute Ideen zutage fördern. Die Angestellte könnte für Vorschläge, die Kosten senken oder den Profit erhöhen, sogar finanziell belohnt werden. Das ist Teamarbeit.

Ein Vorgesetzter andererseits, der unterhalb der Linie agiert, würde sich bedroht fühlen, wenn jemand eine Idee hat. Er würde den Vorschlag boykottieren aus Angst, er selbst könnte dumm dastehen. Er würde nicht zuhören und so seinen Mitarbeitern den Anreiz nehmen, überhaupt nach Wegen zu suchen, wie sich der Betrieb effizienter gestalten ließe. Wenn Menschen aber das Gefühl haben, nicht geschätzt zu werden, stellen sie ihre kreative Intelligenz irgendwann ab.

Konflikte gibt es auf vielen Ebenen eines Unternehmens. Die meisten Partnerschaften scheitern daran, daß die Beteiligten nicht wissen, wie man mit Meinungsverschiedenheiten umgeht. Wie in einer Ehe, in der keine Harmonie mehr herrscht, treten Unterschiede in den Vordergrund, wobei gemeinsame Interessen in den Hintergrund gedrängt werden. Wenn Respekt, Vertrauen und Einvernehmen verlorengehen, führt der Mangel an psychischer Gesundheit zu versteckten, oft auch offenen Konflikten. Diese Konflikte können den Erfolg eines Unternehmens untergraben und sogar zu seinem Untergang führen. Unterhalb der Linie sind Konflikte eine potentielle Bedrohung für den Erfolg eines Betriebs;

oberhalb der Linie stellen sie eine potentielle Quelle für Weiterentwicklung, Wachstum und Erfolg dar.

Konflikte können auf fünf Weisen beigelegt werden:

- Betrachten Sie Unterschiede als einen positiven, interessanten, bereichernden und wichtigen Teil des kreativen Prozesses bei der Leitung eines Unternehmens.
- Falls es zwischen Ihnen und einem Kollegen zu Konflikten kommt, folgen Sie den Richtlinien für das in Kapitel fünf beschriebene Gespräch von Herz zu Herz; schalten Sie in die freiflottierende Denkweise, vergewissern Sie sich, daß Zeitpunkt und Stimmung gut sind, hören Sie zu, und sorgen Sie für ein gutes Einvernehmen.
- Prüfen Sie, wo es Übereinstimmungen gibt, anstatt nur Uneinigkeit zu sehen.
- Bleiben Sie optimistisch und positiv; falls das nicht möglich ist, sollten Sie das Thema ruhen lassen und später darauf zurückkommen.
- Bleiben Sie oberhalb der Linie, und Sie werden eine gemeinsame Lösung finden, die besser ist als alle individuellen Lösungen zusammengenommen. (Wir werden darauf im Abschnitt über Sitzungen noch näher eingehen.)

Grenzen

Ein wesentlicher Faktor für die Gesundheit eines Unternehmens ist die Fähigkeit, klare Grenzen zu ziehen für Verantwortlichkeiten, Rollen und angemessenes Verhalten. »Tue ich die Arbeit eines anderen? Ist es angebracht, meine Kollegin zu bitten, etwas für mich zu erledigen, was eigentlich meine Aufgabe wäre? Darf ich der Chefin in einem bestimmten

Punkt Feedback geben? Wäre es ein Fauxpas, mit diesem Kollegen zu flirten?« All dies sind Grenzfragen. Dutzende von Workshops werden zu Problemen wie sexueller Belästigung, Rassismus, Kommunikation und so weiter abgehalten, bei denen man sich mit der Einhaltung beziehungsweise Überschreitung von Grenzen befaßt.

In der freiflottierenden Denkweise stellen diese Dinge keine Probleme dar. Wir spüren sofort, wenn in unseren Beziehungen etwas nicht stimmt. Wenn wir diesen Gefühlen vertrauen und ihnen folgen, verletzen wir auch keine Grenzen.

Sandra und Tom teilen sich zum Beispiel eine Stelle in der Debitorenbuchhaltung eines großen Betriebs. Sie helfen sich hin und wieder gegenseitig, aber Sandra (die sich von persönlichen Problemen belastet fühlt) nutzt Toms Großzügigkeit in aller Unschuld immer mehr aus. Tom merkt mit der Zeit, daß er einen überproportionalen Anteil der Arbeit erledigt. Anstatt seinen Ärger darüber in sich hineinzufressen, führt er mit Sandra ein Gespräch von Herz zu Herz. Ihr wird klar, daß sie immer weniger gearbeitet hat, sie entschuldigt sich bei Tom und bemüht sich dann, ihren Anteil zu übernehmen.

Schon schwieriger ist die Situation bei Gary (dem Vorgesetzten) und Gail (seiner Assistentin): Er läßt sie während der Arbeitszeit sein Privatkonto bilanzieren. Gary haßt diese Arbeit und findet nichts dabei, da Gail ja gerade nicht ausgelastet sei. Gail befindet sich in einer Zwickmühle. Sie hat das Gefühl, daß es nicht richtig ist, dies zu erledigen, und doch hat ihr Chef sie darum gebeten. Sie beschließt, das Problem in den Hinterkopf zu verbannen, bis ihr kreatives Denken eine Lösung gefunden hat. Diese Denkweise bezieht alle Variablen mit ein – wie wichtig die Aufgabe ist, die Wahl des richtigen Zeitpunkts für eine Unterredung mit ihrem Chef, wie sie das Thema anschneiden soll und so weiter. Als der richtige Zeitpunkt gekommen ist, spricht sie das Problem bei ihrem Chef an. Zunächst ist es Gary unangenehm und er fühlt sich angegriffen, doch da er insgesamt oberhalb der Linie agiert, nimmt er sich Gails Bemerkungen zu Herzen und überlegt, ob er nicht doch etwas falsch gemacht haben könnte. Die freiflottierende Denkweise ist der Radar, der uns zeigt, wie wir bei heiklen Grenzfragen unseren Weg finden.

In manchen Konfliktsituationen befindet sich die eine Person oberhalb der Linie, die andere unterhalb. Was ist dann zu tun? In einigen Fällen kann es von Vorteil sein, eine dritte Partei wie zum Beispiel die Personalabteilung oder einen anderen Kollegen einzuschalten. Manchmal müssen Sie vielleicht abwarten, bis das Ganze sich abgekühlt hat. Stets wird Ihnen aber die freiflottierende Denkweise eine passende Antwort auf eine fragwürdige Situation liefern.

Der Umgang mit schwierigen Menschen

Wenn Sie oberhalb der Linie leben, das heißt psychisch gesund funktionieren, ist der Umgang mit schwierigen Menschen so, als würden Sie mit wasserfester Kleidung durch strömenden Regen laufen. Nur wenig von dem Regen dringt zu Ihnen durch – Sie nehmen nichts von dem persönlich, was der andere sagt oder tut, selbst wenn es gegen Sie gerichtet ist. Wenn Sie beispielsweise einen Kollegen haben, der anderen mit seinem Verhalten auf die Nerven geht, können Sie die Unschuld dieses Menschen oder sogar das Humorvolle an der Situation sehen. Wir berieten einmal eine Firma, in der eine Frau arbeitete, welche die meisten Angestellten nicht mochten. Sie war paranoid, überkritisch gegenüber den Leistungen der anderen und in Sitzungen stets negativ. Sie widersetzte sich allen Neuerungen und sträubte sich vehement gegen so gut wie jede Veränderung im Betrieb.

Nachdem einige der anderen Angestellten einen Workshop zum Thema Verständnisfähigkeit am Arbeitsplatz absolviert hatten, konnten sie die Frau plötzlich mit anderen Augen sehen. Sie erkannten, wie schwer sie es hatte mit ihren gesundheitlichen und persönlichen Problemen. Sie verstanden, daß das Verhalten der Frau nichts mit ihnen persönlich zu tun hatte, was sie ihrer negativen Einstellung gegenüber toleranter machte. Wie es so oft der Fall ist, reagierte die Frau auf die zunehmende Geduld ihr gegenüber, indem sie sich selbst weniger bissig verhielt. Nach einer Weile erkannte sie, wie schwierig sie gewesen war, und bat ihre Mitarbeiter um Unterstützung. Die meisten reagierten positiv.

Hier sind vier Vorschläge zum Umgang mit schwierigen Menschen am Arbeitsplatz:

- Blicken Sie über das vordergründige Verhalten hinaus; jeder Mensch hat auch seine guten Seiten; dadurch erreichen Sie wahrscheinlich eher, daß die anderen zu gesundem psychischem Funktionieren finden.
- Verurteilen Sie jemanden nicht gleich; vielleicht ist er/sie ja gedrückter Stimmung oder macht eine schwierige Zeit durch.
- Seien Sie tolerant und nicht-reaktiv – in Ihrem eignen Interesse; schließlich sind Sie es, der mit den eigenen Gefühlen leben muß.
- Wenn Sie nicht genau wissen, was Sie tun sollen, dann hören Sie richtig zu; Zuhören aus der freiflottierenden Denkweise heraus wird Ihnen immer eine Antwort liefern.

Stimmungen

Wie schon gesagt spiegeln Stimmungen unser Denken wider. Sie sind ein natürlicher Bestandteil der menschlichen Erfahrung, sie sind unser inneres Barometer. Da wir unser psychisches Funktionieren nicht an der Tür abgeben, wenn wir unsere Arbeitsstelle betreten, sind Stimmungen auch ein wesentlicher Bestandteil unseres Arbeitstags. Wenn wir also lernen, unsere Stimmungen und die anderer zu steuern, erleichtern wir uns das Leben.

Hier sind die beiden wichtigsten Punkte, die Stimmungen am Arbeitsplatz betreffend:

- Erkennen Sie Ihre eigenen Stimmungen. Mit Ihren Gefühlen als Kompaß können Sie feststellen, wann Ihre Stimmung gesunken ist. Wie gesagt, fast immer meinen wir, unsere Laune würde durch äußere Umstände bestimmt – die Ankündigung eines Abgabetermins kurz vor dem Urlaub, der Wutausbruch des Chefs oder jemand, durch dessen Schuld Sie sich verspäten. Dies sind Situationen, von denen wir glauben, sie hätten etwas mit unserer Stimmung zu tun. Wenn wir jedoch die Verantwortung für unsere Stimmung und das Denken, das sie hervorruft, übernehmen, vermögen wir unser inneres Wetter zu ändern. Und wir können unsere Stimmung mit berücksichtigen – wichtige Entscheidungen möglichst nie treffen, wenn wir ein Tief haben, ein Telefonat mit einem wichtigen Kunden verschieben, bis wir besserer Stimmung sind, gute Laune abwarten, ehe wir um eine Gehaltserhöhung bitten. Unsere jeweilige Stimmung zu erkennen und danach zu handeln ist das gleiche, wie sich dem Wetter entsprechend anzuziehen. Vergessen Sie nicht den Regenschirm!

- Erkennen Sie die Stimmungen Ihrer Mitmenschen und nehmen Sie sie nicht persönlich. Wenn wir die Launen anderer verstehen lernen, beginnen wir sie in der gleichen Weise zu berücksichtigen, wie wir uns den Wetterbericht anhören, bevor wir uns entscheiden, was wir an diesem Tag anziehen wollen. Das soll nicht heißen, daß wir unsere eigene Stimmung nach anderen ausrichten; wir beziehen sie einfach nur in unsere Überlegungen mit ein. Wenn Sally zum Beispiel sieht, daß ihre Sekretärin ungewöhnlich mißmutig ist, dann wartet sie eben ab, bis es ihr wieder besser geht, bevor sie ihre vierteljährliche Beurteilung ansetzt. Wenn die Sekretärin besser gelaunt ist, wird sie empfänglicher auf ihr Feedback reagieren, es objektiver und gelassener entgegennehmen. Oder wenn ihrerseits Jane, die Sekretärin, sieht, daß Sally schlechter Stimmung ist, schiebt sie ihre Mitteilung auf, daß sie schwanger ist und in der Hochsaison Mutterschaftsurlaub nehmen muß.

Eines unserer größten Probleme ist, daß wir die Stimmungen anderer Menschen auf uns beziehen. Viele gehen davon aus, daß sie schuld daran haben, wenn jemand anderer schlecht gelaunt ist. Und sofort schalten sie auf eine ungesunde Denkweise um – überlegen, was sie falsch gemacht haben könnten. Andere verurteilen ihre Mitmenschen, wenn sie gedrückter Stimmung sind, und meinen, das gäbe ihnen nun das Recht, ihrerseits schlechter Laune zu sein. Das wäre, als würden wir einen Bus herankommen sehen und bei einer Pfütze stehenbleiben: natürlich werden wir klitschnaß gespritzt!
Versuchen Sie nicht, die Launen Ihrer Mitmenschen zu analysieren; sie sind einfach ein Bestandteil des Lebens. Verurteilen Sie gedrückte Stim-

mungen auch nicht, denn vermutlich sind Sie in den letzten vierundzwanzig Stunden selbst einmal neben sich gestanden. Am wichtigsten ist es jedoch, daß Sie die schlechten Launen anderer nicht persönlich nehmen, selbst wenn man Ihnen die Schuld in die Schuhe schieben will. Sie sind für Ihr eigenes Verhalten verantwortlich, aber nicht für die Gedanken anderer dazu. Mit anderen Worten: Sie sind für die wettergerechte Kleidung verantwortlich, aber nicht für das Wetter selbst.

Denkanstoss

Wenn jemand in Ihrer Arbeitsstätte wieder einmal schlechte Laune hat, dann stellen Sie sich vor, so zu empfinden wie diese Person in diesem Moment. Wie würden Sie gerne behandelt werden, wenn Ihre Rollen vertauscht wären?

Feedback

Viele von uns haben von Zeit zu Zeit Gelegenheit, unseren Kollegen Feedback zu geben, sei es nun durch eine formelle Beurteilung oder einfach indem uns auffällt, daß jemand seine Arbeit nur unvollständig erledigt hat, wodurch wir zu einer Stellungnahme gezwungen sind. Wie wir schon im Kapitel zum Thema Beziehungen gesehen haben, ist es beim Feedback ungeheuer wichtig, daß man sich vergewissert, ob Harmonie herrscht, und daß man sich die Erlaubnis einholt. Sich die Erlaubnis einzuholen hat zweierlei Funktion: Es stellt sicher, daß der andere auch bereit ist, Ihnen zuzuhören, und es zeigt Respekt. Sie glauben vielleicht, Sie brauchen die Erlaubnis des anderen nicht, schließlich sind Sie ja der Chef! Genausogut könnten Sie behaupten, Ihr Lebenspartner würde nach Ihrem Feedback nur so lechzen, nur weil er eben Ihr Lebenspartner ist. Sie mögen zwar das Recht haben, Feedback zu geben, aber wenn Ihr Gegenüber nicht tatsächlich zuhört, erreichen Sie damit wenig oder gar nichts.

Ihr Feedback könnte einen geringfügigen Anlaß wie ein eintägiges Fehlen am Arbeitsplatz haben oder etwas Wichtiges wie die Mitteilung, daß jemand ungeeignet ist für eine bestimmte Stelle. Die Bedeutsamkeit der jeweiligen Angelegenheit bestimmt das nötige Maß an Erlaubnis und Harmonie, das dann wie ein Narkosemittel wirkt – Sie können eine große Operation vornehmen, ohne dabei große Schmerzen zu verursachen. Die wenigen Sekunden, die Sie brauchen, um die nötige Harmonie herzustellen und sich die Erlaubnis einzuholen, ersparen Ihnen Tage und Wochen mangelnder Produktivität oder kontinuierlicher Fehler.

Sehen wir uns anhand eines Beispiels nun einmal an, wie die zwei Versionen – oberhalb und unterhalb der Linie – aussehen. Da haben wir Joe, den Manager, der merkt, daß der Bericht, der für seine heutige Vorstandssitzung benötigt wird, nicht auf seinem Schreibtisch liegt. Er hatte erwartet, den Bericht von Carmen, einer seiner Assistentinnen, spätestens an diesem Morgen zu erhalten. Falls Joe unterhalb der besagten Linie agiert, sieht er Carmen das Firmengebäude betreten und stellt sie sofort zur Rede: »Ist Ihnen eigentlich klar, daß ich dem Vorstand heute eine Präsentation machen muß? Ich werde wie ein Idiot dastehen, wenn mir der Bericht nicht vor der Sitzung um 14 Uhr vorliegt!« Carmen fühlt sich überrumpelt und geht sofort in Abwehrhaltung. Sie versucht zu erklären, daß der Computer abgestürzt ist, aber Joe hört gar nicht hin. Carmen brüllt nun ihrerseits Mary, ihre Sekretärin, an, daß sie den Bericht, an dem diese schon arbeitet, bis 14 Uhr fertig haben muß. Mary ist verletzt und fängt an zu weinen, vor den Augen eines neuen Kunden, der sich fragt: »Was für eine Firma ist denn das?« All dies hätte sich vermeiden lassen, wären ein paar Sekunden darauf verwendet worden, Einvernehmen herzustellen.

Wenn Joe hingegen oberhalb der Linie agiert, merkt er, daß er den Bericht, den er für die heutige Sitzung braucht, noch nicht hat. Er sieht Carmen hereinkommen und fragt sie, ob sie wohl fünf Minuten Zeit habe. Carmen antwortet, daß sie eigentlich sehr beschäftigt sei, aber wenn es wichtig sei, könne sie sich schon freimachen. Joe erklärt Carmen ruhig die Situation und bittet sie (ohne ihr irgend etwas zu unterstellen) zu erklären, wie der Stand des Berichts sei und was geschehe, um das Problem zu lösen. Carmen informiert ihn über den gestrigen Computerabsturz, versichert aber, daß sie den Bericht bis 14 Uhr auf jeden Fall fertig habe. Joe entspannt sich und dankt Carmen für ihre Kooperativität. Carmen freut sich über die Anerkennung und bedankt sich nun ihrerseits bei Mary, daß sie am Abend zuvor wegen des Berichts eine Stunde länger geblieben ist; außerdem erinnert sie sie freundlich daran, den Bericht bis 14 Uhr zu vollenden. Mary ist nun dem Kunden gegenüber fröhlich, und er denkt: »Was für ein nettes Arbeitsklima hier herrscht.«

Feedback ist notwendig für den effektiven Ablauf eines Betriebs. Wenn wir in Einvernehmen und mit Erlaubnis Feedback geben, sorgen wir nicht nur für die nötigen Änderungen, sondern verstärken Gefühle von Wohlwollen, Moral und Teamgeist.

Ein wichtiger Schlüssel für geglückte Arbeitsbeziehungen ist es, zunächst selbst gelassen zu bleiben – oberhalb der Linie zu agieren. Wenn wir in einem Zustand geistiger Gesundheit leben, sind wir zu Kooperation, Koordination und Synergie imstande – dem Rezept für gute Teamarbeit.

Sitzungen: Zeitverschwendung oder Arbeitshilfe?

Sitzungen erfüllen mehr als einen Zweck: neue Ideen, Zielsetzungen und Informationen kommunizieren, Mitarbeiter motivieren, Probleme lösen, zu einer Übereinstimmung bezüglich Vorgehensweisen gelangen, neue Projekte definieren, Teamarbeit für eine bestimmte Aufgabe organisieren. Eine gute Sitzung macht Spaß und ist effektiv, das heißt, sie erfüllt ihren Zweck; die Teilnehmer fühlen sich anschließend energiegeladen, motiviert und sind positiv eingestellt. Nach einer ineffektiven Sitzung fühlen sich die Leute hingegen ausgelaugt, es gibt keinen Zusammenhalt zwischen ihnen, und die Zielsetzungen werden später nicht umgesetzt. Worin besteht also der Unterschied zwischen einer effektiven und einer ineffektiven Sitzung?

Viele Angestellte klagen darüber, daß zu viele lange und unproduktive Sitzungen einen der schlimmsten Aspekte ihrer Arbeit darstellten. Es geht dort entweder überaus höflich und zurückhaltend zu – und dann wird nichts erreicht – oder sehr kontrovers, so daß alle Beteiligten verärgert, distanziert und entsprechend unkooperativ sind. Die meisten unproduktiven Sitzungen werden aus der analytischen Denkweise heraus geleitet. Dann hört kaum jemand dem anderen wirklich zu. Vielmehr warten die Teilnehmer lediglich auf ihre Chance, den anderen zu unterbrechen, um die eigene Meinung kundzutun. Ein sarkastischer Witz in der Arbeitswelt besagt, daß bei derartigen Sitzungen eigentlich nur ein einziger Teilnehmer aufzutauchen bräuchte, weil sowieso jeder schon im voraus wüßte, was gesagt würde.

Denken Sie immer daran, daß wir im analytischen Denken ausschließlich aus dem Gedächtnis heraus handeln; nur selten kommt es zu neuen

Gedanken. Diskussionen drehen sich im Kreis, sind egozentrisch und einseitig. Die Folge ist oft ein hohes Maß an Langeweile, Ablenkung und Privatgesprächen. In einer effektiven, anregenden Sitzung agieren die Leute oberhalb der Linie. Es herrschen Respekt, Offenheit und eine positive Einstellung. Man hört aufmerksam zu, jeder spricht, wenn er an der Reihe ist. Das ist nur möglich, weil alle Beteiligten sich in der freiflottierenden Denkweise befinden, die Verständnis und einen Strom kreativen Denkens fördert. Sie ermutigt die Menschen, Gemeinsamkeiten zu sehen. Wenn Sitzungsteilnehmer in der freiflottierenden Denkweise sind, verschwinden ihre individuellen Meinungen, Ansichten und das Bedürfnis, sich selbst zu beweisen.

In effektiven Sitzungen greifen die Anwesenden die Ideen anderer auf – nicht in Konkurrenz, sondern um diese Ideen noch weiterzuentwickeln; die Diskussion steuert auf Klarheit und Einigkeit zu. Natürlich gibt es Zeiten, in denen analytisches Denken erforderlich wird; Sie müssen relevante Informationen abrufen, Berechnungen anstellen oder Pläne machen. Im allgemeinen bleiben die Teilnehmer jedoch in der kreativen, intelligenten Denkweise.

Hier sind fünf Richtlinien für eine Sitzung oberhalb der Linie, in der freiflottierenden Denkweise:

- Die Atmosphäre sollte positiv, optimistisch und offen sein – strömen, fließen. Sie könnten jemanden zum »Stimmungsmesser« ernennen, der die Gruppe dann wissen läßt, wann das Klima sich verändert.
- Konzentrieren Sie sich auf Bereiche der Übereinstimmung. Es werden immer einmal Unstimmigkeiten auftreten, aber daran sollte man sich nicht völlig festbeißen.

- Hören Sie in einer Weise zu, daß Sie Gedanken, die Ihnen durch den Kopf schießen, sofort ziehen lassen; versuchen Sie, sich nicht an Gedanken festzuhalten, denn sonst können Sie nicht mehr richtig zuhören.
- Seien Sie neugierig anstatt kritisch, hören Sie Vorschlägen anderer wertfrei zu; so können Sie und Ihre Mitarbeiter tiefer in die freiflottierende Denkweise eintauchen.
- Akzeptieren Sie es, auch einmal etwas nicht zu wissen; wenn Sie oder die Gruppe als Ganzes keine Antwort parat haben, dann vertrauen Sie darauf, daß sie sich schon einstellen wird.

Nicht jeder arbeitet in einem Unternehmen, in dem Sitzungen oberhalb der besprochenen Linie abgehalten werden. Was tun Sie, wenn Sie der einzige sind, der etwas von freiflottierendem beziehungsweise analytischem Denken weiß? Die Antwort lautet: Selbst wenn nur ein Teilnehmer in einer Sitzung sich in der freiflottierenden Denkweise befindet, wirkt das schon auf die ganze Gruppe beruhigend und positiv. Wenn Sie aus der reflexiven Denkweise heraus zuhören können, während alle anderen sich im analytischen Denken festgefahren haben, üben Sie einen beruhigenden Einfluß auf den Rest der Gruppe aus. Gemeinsamkeiten werden zum Vorschein kommen, oder Sie haben Erkenntnisse, die dazu beitragen, die in der Gruppe vorhandenen Differenzen zu überbrücken. Jemand, der gelassen und ruhig bleibt, kann sich als Gruppenleiter hervortun und die Gruppe positiv beeinflussen.

Denkanstoss

Schlagen Sie in Ihrer nächsten Sitzung vor, einen »Stimmungsmesser« zu bestellen. Wenn das nicht möglich ist oder abgelehnt wird, dann übernehmen Sie diese Aufgabe heimlich selbst und schauen Sie, was mit der Produktivität der Sitzung passiert, wenn die Stimmung sinkt.

Entscheidungsfindung

Wie kommen wir zu Entscheidungen, die sich langfristig bewähren? Wie treffen wir eine Entscheidung, wenn es unzählige unbekannte Variablen gibt, wie etwa die künftige Marktgängigkeit eines Produkts? Wie vertrauen wir unserem Gefühl im Bauch? Können wir uns in irgendeiner Weise vergewissern, daß wir die richtige Entscheidung getroffen haben? Wie bleiben wir bei der Entscheidungsfindung oberhalb der Linie?

Natürlich hilft es, vor einer Entscheidung so viele Informationen wie möglich einzuholen. Das Sammeln von Fakten ist wichtig. Leider reichen oft all die Ergebnisse von Marktumfragen und Expertenmeinungen nicht als Grundlage aus, um eine fundierte Entscheidung treffen zu können. Es ist notwendig zu wissen, wie sowohl die analytische als auch die freiflottierende Denkweise einzusetzen sind, um zur bestmöglichen Entscheidung zu gelangen.

Die analytische Denkweise genügt zur Entscheidungsfindung, wenn sämtliche Variablen bekannt sind: Stehen mir genügend Mittel in meinem Etat zur Verfügung, um George auf die Fortbildung zu schicken, die er braucht? Entscheidungen wie diese erfordern kein großes Arbeiten der grauen Zellen: Geben Sie einfach die Information ein, und schon erscheint die Antwort.

Wenn wir uns jedoch einer schwierigen Entscheidung gegenübersehen, stehen uns oft nicht alle Informationen zur Verfügung, weil sie entweder nicht unmittelbar zugänglich oder schlichtweg nicht vorhanden sind. Bei diesen Entscheidungen ist es ratsam, die freiflottierende Denkweise zu verwenden. Sie ist eine tiefe Quelle der Intelligenz, die alle bekannten – und unbekannten – Faktoren berücksichtigt und zu einer Entscheidung führt, die in sich stimmig ist. Man spricht in diesem Zusammenhang von richtigem Gespür.

Joes Vater, der 1995 starb, war ein erfolgreicher Unternehmer. Er hatte die Fähigkeit, sich eine Sache genau anzusehen und dann die offensichtliche Lösung für sehr vielschichtige Probleme zu finden. Er war oft der einzige, der etwas auf diese Weise betrachtete, aber er hatte großes Vertrauen in seine Entscheidungen. Und fast immer hatte er recht. Die meisten Redner bei seinem Begräbnis sprachen von seinem guten Gespür bei der Entscheidungsfindung. Wenn er gefragt wurde, woher er wisse, welchen Hof er kaufen oder wie viele Bäume einer bestimmten Sorte gepflanzt werden sollten, antwortete er gewöhnlich schlicht und einfach: »Nichts als gesunder Menschenverstand.« Gesunder Menschenverstand war seine Bezeichnung für kreative Intelligenz.

Wie genau benutzen wir die freiflottierende Denkweise nun im Entscheidungsprozeß? Drei Schritte verschaffen uns Zugang zur freiflottierenden Denkweise:

- Geben Sie zu, wenn Sie die Antwort nicht wissen. Dazu gehört Bescheidenheit, und daß es uns nichts ausmacht, was die Leute von uns halten, wenn wir nicht sofort eine Lösung für eine bestimmte Frage parat haben. Nicht-Wissen ist das Tor zur freiflottierenden Denkweise. Wenn wir uns gezwungen fühlen, etwas zu wissen, setzt sofort unser analytisches Denken ein, und nur zu schnell fahren wir uns darin fest.
- Stellen Sie alle bekannten Variablen und jegliche Fragen, die sich Ihnen aufdrängen, in den Hinterkopf zurück. Angenommen, Sie versuchen sich zu entscheiden, welchen Kandidaten Sie für eine Schlüsselposition in Ihrem Unternehmen wählen wollen. In den Hinterkopf können Sie dann Fragen eingeben wie: »Was für einen Menschen brauchen wir für diese Stelle? Welche Eigenschaften sind für diese Position am wichtigsten? Wie wird sich dieser Kandidat unter Druck verhalten?«

  Natürlich werden Sie verantwortungsbewußt nach dem richtigen Kandidaten suchen, jeden einzelnen zu einem Vorstellungsgespräch bitten und Referenzen einholen. Liegen Ihnen die Informationen jedoch vor, sollten Sie die Fakten nicht immer wieder aktiv durchgehen, sondern sie in den Hinterkopf verbannen und vergessen. Jedesmal, wenn Ihnen das Thema wieder in den Sinn kommt, schieben Sie es sanft in den Hinterkopf zurück, bis Sie das *Gefühl* haben, die Lösung zu wissen. Wissen bedeutet hier, sich in einem Maße, das sich durch keine Analyse erreichen läßt, sicher zu sein; es ist ein Gefühl, das sich nur in der freiflottierenden Denkweise einstellt. Sie können sogar den spätestmöglichen Termin in Ihren Hinterkopf einspeisen. Er wird auch diese Variable berücksichtigen.
- Ihre Fähigkeit, den Hinterkopf zu benutzen, ist direkt verknüpft mit

Ihrem Vertrauen in die freiflottiernde Denkweise. Den Hinterkopf effektiv einzusetzen heißt, loszulassen und oberhalb der Linie zu agieren. Wir wollen dies an einem Beispiel verdeutlichen. John ist Abteilungsleiter in einer Maschinenbaufirma und muß einen neuen Projektmanager für den größten Wachstumsbereich der Firma einstellen. Nach sechs Monaten der Vorstellungsgespräche, Überprüfung der Referenzen und Personalsitzungen herrscht Uneinigkeit zwischen den Mitarbeitern, wer der beste Kandidat sei. John muß die endgültige Entscheidung treffen. Er hat für dieses Wochenende geplant, zum Angeln zu gehen, und beschließt, über die Entscheidung nachzudenken, während er weit weg vom Büro ist.
John versteht, daß Reflektieren nicht bedeutet, über eine Entscheidung nachzubrüten, sondern sie sich vielmehr gelöst durch den Kopf gehen zu lassen, während er in eine entspannte Denkweise geschaltet hat. Er taucht tiefer in die freiflottierende Methode ein, wird noch entspannter und kommt zu einer Entscheidung; er hat das Gefühl, sie genau zu wissen, ist sich ganz sicher und wird seinem Team das Resultat mitteilen, sobald er zurück ist. Entscheidungen müssen also nicht das Produkt schlafloser Nächte sein, sondern entspringen einer ruhigen, klaren Sicherheit.

Umgang mit Termindruck

Wir haben bis zum letzten Abschnitt unseres Buches gewartet, um über Termindruck zu schreiben. Vielleicht schieben wir dieses Thema ja genauso hinaus wie so viele Menschen! Termindruck ist oft die Hauptursache von Streß am Arbeitsplatz. Warum stellt er ein solches Problem dar? Warum scheinen wir immer bis zur letzten Minute zu warten, bis wir uns endlich hinsetzen und den Bericht schreiben oder das Memo abliefern? In diesem Abschnitt sehen wir uns zwei Arten von Termindruck an – äußeren und inneren. Wir wollen zeigen, wie man lernt, nicht alles auf die lange Bank zu schieben und bei Termindruck aus der analytischen in die freiflottierende Denkweise zu schalten.

Die Menschen klagen über zwei Arten von Zeitdruck – den selbstauferlegten und den von außen auferlegten. Manche leiden mehr unter dem einen, manche unter dem anderen. Wie wir in einem früheren Kapitel besprachen, ist das Gefühl von Druck – und Streß – auf ungesundes Denken zurückzuführen. Die Art also, wie wir über Zeitdruck denken, entscheidet, ob er als Herausforderung, als Qual oder als etwas Beängstigendes betrachtet wird.

Joe befragte vor kurzem mehrere Angestellte, die in der Buchhaltung einer großen Firma arbeiten. Er befragte jeden, wie stressig er Fristen und Termine empfände und wie die Abteilung insgesamt damit umginge. Jeder sagte etwas anderes, seinem Verständnisgrad entsprechend. Diejenigen unterhalb der Linie empfanden Fristen und Termine als großen Streß und nahmen sie persönlich – wie eine Rücksichtslosigkeit der Vorgesetzten. Wer oberhalb der Linie agierte, sah ein, daß es in jedem Jahr bestimmte vorhersehbare Phasen gab, in denen sie mehr gefordert wurden und länger arbeiten mußten als sonst, aber diese Wochen kamen ihnen nicht stressig, sondern lediglich anstrengend vor. Wahrnehmung ist also gleich Erleben.

Das Leben spielt sich immer nur Augenblick für Augenblick ab. Doch die meisten von uns kennen das Gefühl, wenn uns eine Million Gedanken gleichzeitig durch den Kopf schießen. Dann können wir uns nicht mehr konzentrieren, lassen uns schnell ablenken und bringen unsere Aufgaben nicht zu Ende. Nach dem gleichen Prinzip funktioniert das Aufschieben einer Sache – wir tun etwas und denken dabei an etwas anderes.

Das Heilmittel für den richtigen Umgang mit Zeitdruck ist die freiflottierende Denkweise. Wenn wir uns in der freiflottierenden Denkweise aufhalten und viele Aufgaben in einem kurzen Zeitraum erledigen müssen, schalten wir in einen anderen Gang, so daß wir unsere Arbeit höchst konzentriert, effizient und kreativ erledigen können. Auf diese Weise schaffen wir in kurzer Zeit enorm viel Arbeit, noch dazu von höherer Qualität als sonst.

✣ *Zusammenfassung* ✣

In diesem Kapitel haben wir uns mit der Arbeitswelt befaßt. Zunächst definierten wir umsichtigeres Arbeiten als augenblicksbezogen, klüger und weniger hektisch. Wir zeigten, wie man effizienter, ausgeglichener und kreativer ist, und beschrieben, wie sich unterschiedliche Verständnisgrade auf die Arbeits- und Unternehmenswelt übertragen lassen. Je niedriger der Verständnisgrad, desto schwieriger und stressiger gestalten sich sämtliche Aspekte der Arbeit – Zeiteinteilung, Beziehungen, Entscheidungsfindung, Sitzungen, Fristen und Termine. Wir sahen, wie die Arbeit, wenn das Verständnis der Angestellten über die Linie steigt, bei weniger Energieaufwand produktiver, unterhaltsamer und kreativer wird – ein wahrer Erfolg eben. Wir zeigten auch, wie man das in diesem Buch Gelernte auf Zeiteinteilung, Beziehungen, Stimmungen, Feedback, die Gestaltung effektiver Sitzungen, Entscheidungsfindung und den Umgang mit Zeitdruck übertragen kann. Nun hoffen wir, daß Ihnen das hilft, umsichtiger zu arbeiten, damit Sie Ihr Leben mehr genießen können und Sie sich weniger aufregen.

8.

Das Leben geniessen

Kürzlich joggte Richard an einem Tennisplatz vorbei, auf dem zwei Männer gerade ihr Spiel beendeten. Einer sagte zu dem anderen: »Ich höre auf mit Tennis; ich werd ja eh nie besser.« Der andere antwortete: »Aber ich dachte, dir macht das Spielen Spaß.« Darauf erwiderte der erste: »Ja schon, aber meine Liebe zum Tennis bringt mich auch nicht weiter.« Leider wird eine derartige Einstellung von vielen Menschen vertreten, denen ihre Hobbys eigentlich Spaß machen würden. Wenn etwas nicht irgendwohin (wo immer das sein soll) führt, dann kann es auch nichts wert sein.

Zu den streßreichsten Zeiten zählt für viele Urlaub und Freizeit. In unserer Kultur haben wir weitaus mehr Freizeit und Muße, als es je eine andere Zivilisation hatte. Doch haben wir unser jahrhundertealtes Arbeitsethos einfach auf unsere Freizeit übertragen. Nur zu häufig sieht man, daß jemand seine Golfausrüstung, Tennisschläger oder Angeln enttäuscht in die Ecke stellt, weil seine Leistung nicht seinen Erwartungen entspricht. Für viele ist bei einer Freizeitbeschäftigung nicht ausschlaggebend, ob sie Spaß daran haben, sondern wie sehr sie sich verbessern können.

Folgende Geschichte soll zeigen, welch einen Streß wir uns sogar im Urlaub bereiten. Richard verreiste einmal zusammen mit ein paar guten

Freunden, Freunden, die immer versuchten, ihre Urlaubstage mit möglichst vielen Unternehmungen vollzustopfen. Beide Familien hatten je zwei Kinder, und als sie schließlich heimkamen, waren alle vier Kinder (sowie Richard und seine Frau) vollkommen fix und fertig. Die Freunde hatten buchstäblich jede Minute des Tages verplant – eine Aktivität nach der anderen: Besichtigungen von historischen Gebäuden und Museen, Fahrten mit einer Dampflok, Schwimmbäder, Restaurants, noch mehr Sehenswürdigkeiten. Wenn endlich einmal ein Moment zum Entspannen blieb, hingen diese Freunde sofort am Telefon oder schauten Veranstaltungskalender durch, planten schon das nächste Unternehmen und das übernächste und so fort. Ununterbrochen schienen sie zu fragen: »Was wollt ihr als nächstes tun?« Doch wenn Richard antwortete: »Nichts«, oder: »Wir würden uns lieber einfach nur mal ausruhen«, wirkten sie enttäuscht, als würden sie so nicht das meiste aus der gemeinsamen Zeit herausholen. »Je mehr Unternehmungen, desto besser«, war ihr Motto.

Was dieses überaktive Planen so stressig macht, ist nicht das Ausmaß an Aktivität, sondern die mit dieser Geschäftigkeit einhergehende Tendenz, sich nicht auf den gegenwärtigen Augenblick zu konzentrieren, sondern vielmehr auf Momente, die noch kommen – was wir als nächstes machen und später und morgen. Wenn Ihr Verstand so zukunftsorientiert arbeitet, ist die Befriedigung, die Ihnen ein gegenwärtiges Erlebnis bringt, aber äußerst begrenzt. Ihre Fähigkeit, mit Erfahrungen zufrieden zu sein, hängt unmittelbar von Ihrer Fähigkeit ab, in der Gegenwart zu verweilen. Vergessen Sie nie: Gedanken sind Gefühle. Wenn Sie also hektisch und ruhelos denken, werden Sie sich auch bald so fühlen.

Das war ganz offensichtlich bei Richards Freunden der Fall. Jeder dachte schon so intensiv an das, was als nächstes geplant war, daß niemand die Erfahrungen des Hier und Jetzt genießen konnte. Rückblickend erinnert Richard sich an viele Unterhaltungen, die angefüllt waren mit Bemerkungen wie: »Morgen wird bestimmt ein toller Tag«, oder: »Wo wollt ihr den Nachtisch essen?«

Bitte mißverstehen Sie uns nicht. Es ist nicht grundsätzlich falsch, vorauszuplanen oder in die Zukunft zu blicken – es ist oft wichtig, nützlich und auch interessant. Problematisch wird es erst, wenn der gegenwärtige Augenblick mit Gedanken über die Zukunft und Dinge, die nichts mit dem Hier und Jetzt zu tun haben, angefüllt ist. Je weiter sich Ihre Aufmerksamkeit vom Jetzt entfernt, desto mehr Streß empfinden Sie und desto weniger Vergnügen werden Sie haben.

Befriedigung

Es besteht eine direkte Beziehung zwischen dem Ausmaß, in dem Sie im Hier und Jetzt sind, und der Anzahl von Erlebnissen, die Sie brauchen, um sich befriedigt zu fühlen. Je weniger gegenwärtig Sie sind, desto mehr Aktivitäten benötigen Sie für Ihre Zufriedenheit. Wenn Sie also gegenwartsorientiert sind, reichen wenige Aktivitäten, um Ihnen das Gefühl zu vermitteln, genug am Leben teilzuhaben. Jedes Erlebnis wird bereichernd und erfüllend wirken. Sie müssen beispielsweise keine Weltreise machen oder Disneyworld besuchen, um den Eindruck zu haben, daß Ihre Erlebnisse Ihre Bedürfnisse erfüllen. Statt dessen befriedigt es Sie, einen gemütlichen Spaziergang im Wald zu machen. Durch die Konzentration auf das Hier und Jetzt kann Ihr Geist die Schönheit um Sie herum wahrnehmen, die Anblicke, Geräusche und Düfte Ihrer Umwelt in sich aufnehmen. Sie können noch immer beschließen, um die Welt zu reisen oder irgend etwas Aufregendes zu tun, aber Sie fühlen sich nicht um etwas betrogen oder sind enttäuscht, falls Ihnen dies nicht möglich ist.

Wenn Sie sich am anderen Ende der Skala befinden, also nicht gegenwartsorientiert leben – wenn Ihr denken also auf Vergangenheit oder Zukunft gerichtet ist –, fühlen Sie sich selten durch ein einziges Erlebnis erfüllt. Sie brauchen ständig neue Erfahrungen zu Ihrer Befriedigung. Ein Spaziergang im Park reicht da nicht aus; Sie müssen einen Skiurlaub planen, während Sie unterwegs sind, oder an etwas anderes denken, was das Leben vergnüglicher gestaltet, als es jetzt gerade ist. Ihr Mangel an Gegenwartsorientierung verhindert, daß Sie sich an den angenehmen Dingen Ihres Lebens erfreuen. Ihre Gedanken sind woanders, nicht im Hier und Jetzt.

Wir wollen nicht sagen, daß weniger Aktivitäten besser sind oder daß das Ziel darin besteht, sämtliche Spannung aus dem Leben zu verbannen. Vielmehr geht es uns darum zu zeigen, daß viele den Zwang empfinden, jede Minute mit endlosen Aktivitäten zu füllen, weil sie nicht mit dem zufrieden sind, was sie gerade erleben. Warum sollten sie sonst herumhetzen und nach etwas Besserem suchen? Wir sind unzufrieden, weil unsere Aufmerksamkeit nur selten wirklich auf das Hier und Jetzt gerichtet ist. Anstatt im Rhythmus des Lebens zu leben, schreiten wir zu schnell voran. Folglich entgeht uns, was unmittelbar vor uns liegt, und wir suchen nach etwas anderem. Es ist fast so, als wären wir lieber woanders als dort, wo wir sind.

Sein Leben überallhin mitnehmen

Richard erinnert sich noch daran, als er und seine Frau zum erstenmal ein paar Tage lang ohne die Kinder wegfuhren, nur sie beide. Sie hatten seit mehr als einem Jahr davon geträumt und wollten in ein romantisches, friedliches Städtchen im Norden der kalifornischen Küste. Während sie sich immer weiter von zu Hause entfernten, redeten sie fast den ganzen ersten Tag – Sie haben es erraten – über ihre Kinder! Sie waren beide nicht im Hier und Jetzt; der erste Tag verging ohne jegliche Bewußtheit oder Gedankenerkennung. Der einzige Grund, warum sie diese Kurzreise eigentlich machten, war, von ihren Kindern wegzukommen, einmal allein zu sein. Aber da waren sie nun, fern der Heimat, an einem der schönsten Flecken auf Erden, und alle ihre Gedanken und Gespräche drehten sich ausschließlich um die Kinder. Sie fragten sich, wie es den Kindern wohl ginge und ob sie Spaß hatten oder nicht. Sie unterhielten sich über vergangene Familienereignisse und Familienurlaube, erinnerten sich liebevoll an die ersten Jahre der Kinder und an alles, was man sich nur so vorstellen konnte – und was mit den Kindern zu tun hatte.

Am zweiten Tag sagte Kris, Richards Frau, plötzlich bestürzt: »Ist dir aufgefallen, daß wir seit mehr als vierundzwanzig Stunden weg sind, unser Leben aber mitgenommen haben? Wir reden über nichts anderes als über die Kinder.« Kris und Richard waren beide ziemlich erschrocken über diese Erkenntnis, doch nachdem sie eine Weile über sich selbst gelacht hatten, schworen sie sich, von nun an mehr im Hier und Jetzt, in der Gegenwart, zu bleiben. Der restliche Urlaub war weitaus interessanter und inniger, als sie sich aufeinander und ihre gemeinsame Zeit konzentrierten.

Befriedigung im Hier und Jetzt

Der wichtigste Augenblick in Ihrem Leben ist der gegenwärtige. Ja, es ist der einzige Augenblick, den Sie wirklich haben! Alle anderen sind entweder schon vorbei, nur noch Erinnerung, oder sie werden erst stattfinden, also rein spekulativ.

Sich im Hier und Jetzt aufzuhalten und zufrieden zu sein mit dem, was Sie gerade erleben, sind auf wichtige Weise verbunden. Wenn Sie sich voll und ganz in der Gegenwart befinden – wenn Sie sich völlig in das vertiefen, was Sie gerade tun –, werden Sie sich durch jede Erfahrung angeregt fühlen. Sie brauchen nur relativ wenige Erlebnisse, um das Leben als reichhaltig und erfüllend zu empfinden. Jede neue Erfahrung beschert Ihnen Verwunderung und Entzücken und ist somit etwas ganz Besonderes.

Auch das Gegenteil trifft zu. Wenn Ihre Gedanken nicht im Hier und Jetzt sind – wenn sie hierhin und dorthin jagen oder sich auf etwas richten, das als nächstes kommt, oder wenn Sie Ihre gegenwärtige Erfahrung mit vergangenen vergleichen –, dann verhindern Sie genau das, was Befriedigung erst möglich macht: Ihre ungeteilte Aufmerksamkeit. Nur wenn Ihre Gedanken auf das Hier und Jetzt gerichtet sind, können Sie das, was Sie empfinden, als befriedigend erfahren.

Kehren wir noch einmal zu der Geschichte über Richards Urlaub mit seinen Freunden zurück. Es liegt auf der Hand, warum diese Leute keine Zufriedenheit empfanden. Was sie auch gerade taten, es war nicht genug; sie mußten ständig etwas anderes, Besseres, Interessanteres planen – die Gegenwart reichte nie aus. Doch ganz offensichtlich konnte ihre Unzufriedenheit nicht mit den Aktivitäten selbst zusammenhängen. Viele

Menschen träumen davon, durch ähnlich tolle Unternehmungen Vergnügen zu finden wie Richard und seine Freunde.
Das Problem war, daß Richard und seine Freunde nicht im Hier und Jetzt waren und ihren Urlaub nicht wirklich genossen. Denn sonst hätten sie langsamer treten und weniger unternehmen können, aber dennoch mehr von den einzelnen Aktivitäten gehabt. Der Fehler lag darin, daß alle in die Ferne schweiften, um dort die große Erfüllung zu finden, anstatt zu erkennen, daß ihnen ihre – inneren – Erfahrungen von sich aus schon genug geben konnten. Ihr Mangel an Gegenwartsorientierung verhinderte genau das Vergnügen, das sie eigentlich suchten.

Warnsignale

Es gibt vier Warnsignale, die anzeigen, wann Ihr Verstand während der Freizeit aus dem Hier und Jetzt driftet. Und zwar:

- Langeweile;
- Planung künftiger Augenblicke;
- Müdigkeit;
- Frustration.

Sie empfinden Langeweile

Sie finden, etwas anderes könnte viel interessanter sein. Langeweile aber ist ein klarer Hinweis darauf, daß Ihre Gedanken das Hier und Jetzt verlassen. Sie denken an etwas, das besser oder interessanter *wäre*; oder das besser oder interessanter *war*. Wenn Ihr Verstand sich damit beschäftigt, was Ihnen lieber wäre, kann das, was Sie gerade erleben, nur eintönig wirken. Ich saß kürzlich an einem wunderschönen Stausee und aß meine Brote, als ich hörte, wie zwei Männer über Langeweile klagten. Sie sprachen darüber, wieviel mehr Spaß sie doch hätten, wenn sie nur wieder in Hawaii wären, wo sie anscheinend gerade Urlaub gemacht hatten. Bedenken Sie doch nur, was die beiden sich da antaten! Da saßen sie also an einem herrlichen, warmen, sonnigen Tag, zwei Freunde unter einer wunderschönen Eiche, direkt vor ihnen Enten und Schwäne auf dem Wasser schwimmend. Und sie langweilten sich zu Tode, sehnten sich danach, woanders zu sein! Ihre Gedanken waren in Hawaii, bei einer längst vergangenen Erfahrung.

Planung künftiger Augenblicke

Wenn Ihnen auffällt, daß Sie Ihre Freizeit damit verbringen, die nächste Freizeit zu verplanen, dann Achtung! Das zeigt an, daß Sie sich, anstatt in der freiflottierenden Denkweise, im Kopf befinden, abgewandt vom Hier und Jetzt. Und es ist schließlich fast unmöglich, sich zu entspannen und die Gegenwart zu genießen, wenn Ihre Gedanken um die Frage: »Und was machen wir als nächstes?« kreisen. Ist dies der Fall, dann richten Sie Ihre Aufmerksamkeit sanft wieder auf das Hier und Jetzt.

Müdigkeit

Sie sind ungewöhnlich müde, obwohl Sie eigentlich dachten, Sie seien entspannt: Mit ein Grund, warum wir unsere Freizeit genießen sollten, ist es, Körper und Geist zu erfrischen. Wenn Sie sich am Wochenende oder im Urlaub entsetzlich müde fühlen, könnte das ein Hinweis sein, daß Sie zu hektisch sind oder zuviel auf einmal tun. Es könnte an der Zeit sein, das Tempo zu drosseln und zu entspannen. Denken Sie an Richards Ferien, aus denen er und seine Familie müder zurückkehrten, als sie vorher gewesen waren. Es kann jedoch durchaus der Fall eintreten, daß Sie, wenn Sie hektisch waren und zum Rhythmus des Lebens hinunterschalten, sich anfänglich müde, ja gar erschöpft fühlen. Dann sollten Sie Schlaf nachholen, bis Sie wieder ausgeruht und frisch sind.

Frustration

Sie sind frustriert, obwohl Sie doch eigentlich Spaß haben (sollten): Wenn Sie sich über sich selbst ärgern, weil Ihre Tenniskünste weniger gut sind, als Sie es sich wünschen, oder wenn Sie in Ihrer Freizeit generell frustriert sind, dann zeigt das ganz deutlich, daß Ihr Verstand ständig Vergleiche zieht und Ihre Erwartungen zu hoch sind. Man könnte dies die »Vergleichsfalle« nennen. Ihre Gedanken sind nicht im Hier und Jetzt, genießen nicht das Spiel; sie sind damit beschäftigt, vergangene Erfahrungen zu vergleichen. Wenn Sie sich bewußtmachen, daß jede Erfahrung einzigartig ist, und Ihre Aufmerksamkeit wieder uneingeschränkt auf die Gegenwart richten, wird Ihre Frustration nachlassen und das Vergnügen zunehmen.

Wie empfinde ich Vergnügen?

Sehen wir uns einige alltägliche Aktivitäten an, an denen fast jeder Vergnügen findet, und schauen wir dann, was sie gemeinsam haben:

- Sex haben;
- einen warmherzigen Brief lesen;
- Bergsteigen, Wildwasserkanufahren oder ein anderes aufregendes Hobby;
- einen ergreifenden Film sehen oder ein mitreißendes Buch lesen.

Oberflächlich betrachtet unterscheiden sich diese Aktivitäten sehr. Es scheint keine Ähnlichkeit zwischen Sex und dem Lesen eines guten Buches zu geben. Auf einer anderen Ebene bestehen jedoch Analogien. Und wenn Sie die erst einmal erkannt haben, wird Ihnen jede Aktivität – ob Freizeitbeschäftigung oder etwas anderes – etwas geben, Vergnügen bereiten.

Wenn Sie mit jemandem schlafen, sind Ihre Gedanken nur selten woanders. Nein, Sie sind vollkommen im Jetzt, konzentrieren sich auf das, was Sie tun. Ganz in einem ergreifenden Brief, Film oder Buch aufzugeben vermittelt uns oft die gleichen Gefühle. Je mehr wir uns vertiefen, desto intensiver ist die Erfahrung. Vielleicht haben Sie es auch schon einmal erlebt, daß Sie überhörten, wie jemand Sie beim Lesen ansprach. Die Worte auf der Seite nahmen Sie so sehr gefangen, daß Sie nichts mehr um sich herum wahrnahmen.

Während solcher Augenblicke höchster Konzentration ist es fast, als sei Ihr Buch die gesamte Welt – nichts anderes zählt. Wenn die Menschen davon sprechen, ganz versunken zu sein in ein Buch, meinen sie, ganz darin aufzugehen. Doch dieselbe Art von Aufmerksamkeit läßt sich auch auf die Augenblicke Ihres realen Lebens lenken. Wir brauchen nur in die reflektierende Denkweise geschaltet zu haben, um ganz in der Geschichte unseres Lebens aufzugehen.

Können Sie sich vorstellen, was passieren würde, wenn Sie mitten in einer leidenschaftlichen Umarmung zu Ihrem Partner sagen würden: »Liebling, kannst du dich erinnern, wo ich meine Aktentasche hingestellt habe?« Dadurch würden das Vergnügen und das Gefühl der Zweisamkeit für Sie (und Ihren Partner) völlig zerstört. Ihre Gedanken wären abgelenkt vom Hier und Jetzt, von dem, was Sie gerade tun. Und genauso wäre es, wenn Sie gerade einen innigen Brief von einem geliebten Menschen lesen. Was würde geschehen, wenn Sie sich nicht darauf konzentrieren, sondern alle zwei Sekunden an jemanden dächten, über den Sie sich geärgert haben? Sie würden Ihre Erfahrung des Hier und Jetzt kaputtmachen. Sie wären abgelenkt.

Vielleicht glauben Sie ja, daß Ihre Unaufmerksamkeit keinerlei Auswirkung hätte, wenn der innige Brief Sie wirklich so sehr befriedigen würde. Sie würden sich nicht minder freuen, ob Sie sich nun konzentrieren oder nicht, im Hier und Jetzt oder irgendwo anders sind. Doch wir wissen, daß dies nicht stimmt. Es ist unsere Konzentration – unsere Fähigkeit, im Hier und Jetzt zu bleiben, ausschließlich das zu sehen, womit wir uns gerade beschäftigen –, die uns die positiven Gefühle unserer Erfahrungen genießen läßt. Je präsenter wir sind, desto positiver sind unsere Gefühle, desto mehr Freude und Zufriedenheit empfinden wir.

Erhebende Erfahrungen

Ein guter Freund von Richard ist ein ausgezeichneter Bergsteiger. Einmal nahm er Richard zu einer wunderschönen und schwierigen Klettertour im Yosemite Valley mit. Es war für Richard eines der erhebendsten Erlebnisse seines Lebens. Trotz der Versicherung, daß keine Gefahr drohe, schaute Richard starr vor Schreck die steile Felswand hinauf, die sie erklimmen wollten. Richard erinnert sich noch lebhaft an seine immense Konzentration, wie jeder Schritt und jeder Felsbrocken zu Leben erweckt zu werden zu schien. Bis heute weiß er nicht, wie er es schaffte, sicher dort oben anzulangen.

Nach der Klettertour fragte Richard seinen Freund, warum er das Bergsteigen so liebe. Die mit begeisterter Überzeugung vorgebrachte Antwort ist ihm bis heute im Gedächtnis geblieben: »Ich klettere, weil es beim Bergsteigen eigentlich unmöglich ist, *nicht* im Hier und Jetzt zu sein. Ich muß genau dort sein, wo ich mich gerade befinde, und nirgendwo sonst. Daraus beziehe ich große Freude, und ich kann diese Art der Aufmerksamkeit auch auf mein Leben übertragen.« Die Antwort des Freundes leuchtete ein. Während der Bergtour waren Richards Gedanken nicht bei seiner Arbeit, seinen Kindern oder seiner Familie, nicht beim Abendbrot oder irgendwelchen Sorgen und Nöten. Nein, seine volle Aufmerksamkeit war allein auf den Schritt gerichtet, den er gerade machte.

Richard erzählte diese Geschichte öfter einmal Patienten; einige erklärten dazu: »Ich verstehe schon, was Sie meinen, aber diese Art Konzentration fällt natürlich leicht, wenn es ums eigene Leben geht. Aber wie steht es mit normalen Tätigkeiten?«

Unserer Erfahrung und der Erfahrung vieler Menschen nach, mit denen wir gearbeitet haben, können wir lernen, auch bei eher »normalen« Freizeitbeschäftigungen genauso präsent zu sein, als würden wir bergsteigen, segeln, Ski fahren oder surfen. Letztendlich ist es nicht die Erfahrung selbst, die uns Freude bereitet, sondern die Art, wie wir darüber denken. Ungewöhnlichere Unternehmungen *zwingen* uns nur, mit unserem Denken ganz im Hier und Jetzt zu verweilen. Wenn Sie einen Berg besteigen, können Sie es sich wirklich nicht leisten, über die schlechten Zensuren Ihres Sohnes nachzugrübeln. Wenn Sie jedoch spazierengehen, können Sie gleichzeitig über drei oder vier Dinge nachdenken, ohne Ihr Leben aufs Spiel zu setzen. Was Sie jedoch durchaus aufs Spiel setzen, ist die Qualität Ihrer Erfahrung. Achten Sie das nächste Mal darauf, wenn Sie spazierengehen, joggen oder ein Bild malen, wie oft Ihre Gedanken abschweifen. Bereiten Sie Ihren unnötigen Gedanken ein Ende, und Sie werden reichlich Freude in den einfachsten Augenblicken finden.

Von Kindern lernen

Als Richard einmal mit einer seiner Töchter zum Strand fuhr, hatte er eine Reifenpanne und hielt an einer Werkstatt an. Um die Wartezeit zu überbrücken, gingen Richard und seine Tochter in den Park auf der anderen Straßenseite. Schon nach wenigen Minuten wurde Richard ungeduldig. Er schaute auf die Uhr. Seine Gedanken waren auf seinen Plan – den Strand – gerichtet. Er begann, seine Tochter zu drängen, mit ihm zum Auto zurückzugehen, damit sie zum Strand fahren und sich amüsieren könnten. Richard sagte Dinge wie: »Komm, Mäuschen. Denk doch nur, wieviel Spaß wir haben werden.« Damals überraschte ihn die Antwort seiner Tochter, doch nun erscheint sie ihm völlig einleuchtend. Sie sagte nämlich sehr bestimmt: »Ich will nicht gehen. Ich will hierbleiben.« Ganz offensichtlich hatte sie das Gefühl: Warum in aller Welt soll ich zurück in ein heißes Auto klettern und zweimal zwei Stunden fahren, um »Spaß« zu haben, wenn ich schon in einem schönen, schattigen Park bin und mich mit meinem Dad und anderen Kindern gut amüsiere? Das soll nicht heißen, daß Sie sich nie an Ihren Plan halten sollten, falls es sich um etwas handelt, das wirklich wichtig für Sie ist. Aber überlegen Sie sich einmal kurz folgende Szene: Ein zweijähriges Mädchen tollt lachend in einem Park herum, spielt vergnügt mit anderen Kindern, geht völlig auf in dem, was sie gerade tut. Sie baut Sandburgen, plätschert mit Wasser und klettert auf Zäunen herum. Gibt es irgend etwas, was mehr Spaß machen könnte? Ihr Vater hat jedoch ständig seinen Plan, den Ausflug zum Strand, im Kopf! Anstatt teilzuhaben an der unglaublichen Freude seiner Tochter, sieht er nur das, was noch besser wäre.

Kinder beherrschen im allgemeinen die Kunst, im Hier und Jetzt zu leben, doch wird dieses Talent nur zu leicht unterdrückt. Ohne es zu bemerken, bringen wir unseren Sprößlingen bei, daß das Leben »eines Tages schöner sein wird« oder daß »das Jetzt nicht gut genug ist« – eine Botschaft, die Richard seiner Tochter vermittelte.

Die Fähigkeit, ganz im Hier und Jetzt aufzugehen, hat etwas Magisches. Es stellt sich dann in Ihrem Leben ein neues Gefühl der Dankbarkeit und Ehrfurcht ein. Wir haben schon gesehen, daß das Leben in der Gegenwart ein Mittel gegen Sorgen, Ängste, Frustration und Bedauern ist. An Beispielen wie diesen erkennen wir, daß das Leben im Hier und Jetzt auch ganz wesentlich ist, wenn wir unsere Freizeit in vollen Zügen genießen wollen.

Ein ruhiger Verstand

Wenn Sie mehr Freude erleben wollen, dann müssen Sie Ihre Gedanken zur Ruhe bringen und auf das Hier und Jetzt ausrichten. Sie wissen wahrscheinlich schon, wie ein ruheloser Verstand sich anfühlt: überlastet, schwer, sorgenvoll. Es gibt keinen Raum für Kreativität oder neue Gedanken. Der Verstand ist zu beschäftigt und gehetzt, bewertet alle Leistungen, vor allem die eigenen. Die gleichen Fakten und Probleme werden immer wieder fieberhaft durchgespielt, bis es zu einer Art Entscheidung kommt, die sich oft kaum von der vorherigen unterscheidet. Dann eilt er zu den nächsten Fakten und tut dort dasselbe. Jemand mit einem ruhelosen Verstand ist also nicht in der Lage, das Leben – und die Freizeit – zu genießen, weil er nicht im Hier und Jetzt bleiben kann; er fragt sich gewöhnlich, ob er seine Sache auch richtig macht, oder ist schon mit dem nächsten beschäftigt.

Langeweile

Einer der Hauptgründe, warum wir uns oft dagegen sträuben, zum Rhythmus des Lebens hinunterzuschalten, ist unsere Angst vor Langeweile. Wir meinen, wenn wir weiter hin und her hetzen, uns dauernd in Gang halten, dann wird Langeweile nie zum Problem. Wenn Sie jedoch die wirklichen Ursachen der Langeweile erkennen, wird es Ihnen leichter fallen, zum Rhythmus des Lebens hinunterzuschalten; ihre Freude an Freizeitaktivitäten wächst.

Der Umgang mit Langeweile ist einer der heikelsten Bereiche des modernen Lebens. Sie ist etwas anderes, als es den Anschein hat. Langeweile hat nämlich nichts mit mangelnder Beschäftigung zu tun, sondern vielmehr mit einem überaktiven, ruhelosen Verstand.

Denken Sie doch einmal daran zurück, als Sie das letzte Mal mit jemandem, den Sie lieben, vor einem knisternden Kaminfeuer saßen. Sie saßen vielleicht stundenlang nur so da, zufrieden, völlig versunken in den Augenblick. Ganz offensichtlich taten Sie nicht viel, Ihr Verstand war klar und frei, Sie befanden sich in einem gesunden Denkprozeß. Und Ihnen war alles andere als langweilig. In Wahrheit sind Sie immer dann zufrieden, wenn Sie in die freiflottierende Denkweise geschaltet haben, sich ganz auf das Jetzt konzentrieren; dann stimmt alles im Leben. Um Ihre Freizeit besser genießen zu können, müssen Sie natürlich nicht ständig vor einem Kaminfeuer sitzen; Sie müssen Zugang zu diesem gesunden Denkprozeß finden.

Und nun erinnern Sie sich einmal, wie es war, als Sie das letzte Mal im Stau steckten. Sie saßen nur wenige Minuten fest und waren trotzdem zu Tode gelangweilt, oder? Um Sie herum war weitaus mehr los als vor dem Kamin, aber trotzdem machte sich nach wenigen Minuten schon Langeweile breit.

Warum? Weil Ihre Gedanken, sobald Sie im Stau stehen, herumschießen zu all den Orten, an denen Sie jetzt lieber wären, und zu all den Dingen, die Sie lieber täten. Anstatt ruhig dazusitzen und den Augenblick zu erleben (wie Sie es in Ihrer freiflottierenden oder kreativen Denkweise täten), springt Ihr analytisches Denken in die Zukunft: »Wie komme ich hier nur wieder raus?« Oder jagt zurück in die Vergangenheit: »Wie bin ich bloß hier reingeraten?« Sie lassen es zu, daß Ihr Verstand in Hektik verfällt und einen ungesunden Denkprozeß einleitet. Je ruheloser Ihr Verstand, desto weiter entfernen Sie sich aber vom Hier und Jetzt und desto weniger Befriedigung empfinden Sie.

Vor dem Kamin war Ihr Verstand relativ frei von Ablenkungen; Ihre Gedanken flottierten. Weil Ihr Kopf nicht mit Gedanken überfüllt war, konnten Sie etwas so Einfaches wie ein prasselndes Feuer genießen. Sie standen im Rhythmus des lebens. Je mehr sich Ihr Kopf jedoch mit überflüssigen Gedanken füllt, desto geringer wird Ihre Fähigkeit, den Augenblick zu genießen. Das ist der Fall, wo immer Sie sich auch befinden. Wenn Ihr Verstand voller Sorgen und Ängsten ist, sich vom Hier und Jetzt entfernt, dann haben Sie selbst in den Ferien keine reche Freude mehr, auch nicht an Ihren Kindern. Sie können am schönsten Ort der Welt sein, etwas Tolles unternehmen, doch wenn Ihr Verstand überaktiv ist, nehmen Sie die Schönheit um sich herum gar nicht wahr. Sie sind viel zu beschäftigt damit, alles, was Sie sehen, zu bewerten oder an etwas anderes zu denken.

Machen Sie sich, wenn Sie sich das nächste Mal langweilen, das Ausmaß an geistiger Aktivität, die Anzahl der Gedanken in Ihrem Kopf bewußt. Je aktiver Ihr Verstand ist, desto weniger können Sie Ihr Leben genießen. Wenn Sie die Anzeichen eines ruhelosen Verstandes (den Beginn von Langeweile) bemerken, dann denken Sie daran, wodurch Langeweile eigentlich entsteht – nicht durch einen *Mangel* an Beschäftigung, sondern durch einen ruhelosen Verstand! Überlegen Sie, was aus Ihrer positiven Erfahrung vor dem Kaminfeuer würde, wenn Sie begännen, sich über etwas Sorgen zu machen. Binnen Sekunden würden Sie sich wünschen, woanders zu sein, etwas zu tun. Ihre Zufriedenheit würde verschwinden. Ihr Verstand wäre so beschäftigt, daß sie das Gefühl hätten, Handeln würde Ihnen größere Befriedigung verschaffen. Sobald Sie jedoch etwas anderes täten, würde Ihr Verstand den ganzen Prozeß von vorne aufrollen. Ein unendlicher Kreislauf der Unzufriedenheit setzt ein, wenn Ihr Verstand Ihnen ständig signalisiert, daß etwas anderes Ihnen mehr Freude bereiten würde.

Die Lösung für Langeweile lautet: im Hier und Jetzt bleiben. Wenn Ihr Verstand nicht ruhelos herumhetzt, sondern ganz in den gegenwärtigen Augenblick versunken ist, gibt es keine Langeweile! Sie könnten geschäftig wie eine Ameise sein oder einfach nichts tun. Der Grad der Aktivität ist unwichtig, ja, er macht überhaupt keinen Unterschied.

Lernen zu entspannen

Menschen, die ihre Freizeit genießen können und gelernt haben, sich zu entspannen, erleben Augenblicke, in denen ihnen kein einziger Gedanke durch den Kopf geht. Sie begrüßen diese Momente, da sie das Tor zur Inspiration darstellen. Wer glücklich und entspannt ist, kann derartige Momente der Muße nutzen, um Zugang zu innerer Weisheit und Kreativität zu finden – um sich zu überlegen, was als nächstes zu tun ist. Menschen, die gelernt haben, in den Rhythmus des Lebens hinunterzuschalten, wissen instinktiv, daß Kreativität ein Prozeß ist, der sich automatisch in ihrem Innern vollzieht, sobald Ihr Verstand frei und ruhig ist. Sie wissen, daß sie nicht groß nachdenken müssen, was als nächstes zu tun ist; es wird ihnen einfach einfallen. In diesen Augenblicken, in denen Ihr Verstand völlig frei ist von jeglicher Ablenkung, kann sich Ihre Kreativität am besten entfalten.

Wenn Ihnen häufig langweilig ist, könnten Sie meinen, daß ein ruhiger Verstand für Langeweile sorgt. Allein der Gedanke, nichts zu tun zu haben, kann Sie in Panik versetzen und veranlassen, sich in Betriebsamkeit zu stürzen, um die Ruhe zu umgehen. Folglich ist Ihr Verstand fast nie ruhig; nahezu alles erscheint besser, als nichts zu tun. Ihr unbewußtes Ziel ist es, jeden Augenblick des Lebens mit Aktivität zu füllen. Wie viele von uns können auch nur zwei Minuten lang einfach stillsitzen?

Wenn wir unseren Patienten raten, »alle Gedanken aus dem Kopf zu verbannen«, stellt sich gelegentlich bei ihnen die Angst ein, sie könnten aufhören, produktiv zu sein. Wir können Ihnen versichern, daß Sie, sobald Sie zu entspannen lernen, sobald Sie einsehen, wie gut es ist, sich den Kopf frei zu halten, höchst produktiv sein werden, und zwar sogar mehr als sonst.

Die Fähigkeit, den Verstand zu leeren, stellt sicher, daß Sie sich nie mehr langweilen werden. Wenn Sie lernen, diese seltenen Augenblicke zu genießen, in denen Ihr Kopf frei ist von allem, dann nehmen Wundern und Staunen in Ihrem Leben zu; Sie werden an den kleinsten Kleinigkeiten erfreuen können. Ihnen werden zuvor unsichtbare Aspekte des Lebens auffallen, weil Ihr Kopf nicht mehr mit Altem angefüllt ist, sondern empfänglich für das Neue.

Grasen

Um das Wesen eines ruhigen Verstandes zu begreifen, hilft die Analogie zu grasenden Pferden auf einer Weide. Pferde ziehen umher auf der Suche nach Futter. Sie bleiben nie lange in einem Bereich, sondern schweifen von Ort zu Ort.

Mit einem ruhigen Verstand ist es ähnlich. Er konzentriert sich nie lange auf einen bestimmten Gedanken. Gedanken kommen und gehen, keiner erhält mehr Aufmerksamkeit als der andere. Alle Gedanken werden gleich behandelt. Ein ruhiger Verstand ist ein friedlicher Verstand, wie ein grasendes Tier auf einer Weide.

In solchen Augenblicken der Ruhe werden Sie häufig angenehm überrascht werden von Erkenntnissen und Einsichten – Gedanken wie: »Genau das muß ich jetzt tun«, oder: »Das ist ja offensichtlich.« Sie finden neue Antworten auf wichtige Fragen, mit denen Sie vielleicht schon länger gerungen haben. Das Leben wird Sie weniger überfordern, es fällt Ihnen leichter. Ihre Entspannungszeit wird zur Entspannung!

Den Gang herausnehmen

Eines der Hauptziele der Freizeit besteht darin, den Verstand entspannen zu lassen. Genauso wie der Körper bedarf auch der Verstand des Schlafes. Er braucht Zeit im Leerlauf, wenn er nicht aktiv eingesetzt wird; er braucht Zeit in der freiflottierenden Denkweise, Zeit im gemäßigten Tempo des Lebens.

Wenn Sie im Auto den Gang herausnehmen, befinden Sie sich im Leerlauf. Dann ist der Motor noch eingeschaltet, wird aber nicht aktiv benutzt. Die Technik bleibt in Betrieb.

Einen ruhigen, entspannten Verstand können Sie sich ähnlich vorstellen. Wenn er sich im Leerlauf befindet, kann er noch operieren, Information aufnehmen, Fakten im Hinterkopf verarbeiten, dennoch ist er entspannt und passiv. Anstatt zu analysieren und sich zu konzentrieren, läßt er Gedanken kommen und gehen. Wie in der Meditation ist der Leerlauf ein Zustand der Ruhe, aber anders als dort sind Sie im Leerlauf aufmerksam, stets bereit, wieder einen Gang einzulegen.

Während der Leerlauf ein geistiger Zustand ist, der überall angewendet werden kann, um zu entspannen und neue Frische zu finden, ist die Freizeit der ideale Ort zum Experimentieren. Sobald Sie mehr Zeit im Leerlauf verbringen, werden Sie entdecken, daß Sie viel schneller zufriedenzustellen sind. Alltägliches wird Ihnen außergewöhnlich erscheinen.

Richard erinnert sich noch daran, wie er zum erstenmal mit dieser Vorstellung des Leerlaufs in Berührung kam. Er machte gerade eine Ausbildung bei dem Therapeuten Dr. George Pransky in La Conner, Washington. Damals war sein Verstand ständig beschäftigt und ruhelos. Richard war es gewohnt, jeden Augenblick mit Aktivität zu füllen. Das Problem war, daß man in La Conner nicht viel unternehmen konnte, es gab kein Kino, keine Kneipen, nachts wurden die Bürgersteige hochgeklappt. Einmal fragte Richard Dr. Pransky: »Was kann man hier denn abends so unternehmen?« Die Antwort des Therapeuten hat er nie vergessen. Nachdem dieser ihn mit der Vorstellung vom Leerlauf bekanntgemacht hatte, sagte er: »Ich möchte, daß Sie einen Abend lang einfach nichts tun, sich langweilen. Fahren Sie nicht nach Seattle, telefonieren Sie nicht, ja, schalten Sie nicht einmal den Fernseher ein.« Richard dachte, das soll wohl ein Witz sein! Warum um alles in der Welt sollte jemand sich absichtlich langweilen wollen? Weil er sich jedoch in La Conner befand, um von diesem Mann zu lernen, nahm Richard sich den Rat zu Herzen und tat sein Bestes. Und zu seiner enormen Verblüffung wurde es einer der schönsten Abende seines Lebens! Sobald er zuließ, sich zu langweilen – sobald er aufhörte, sich vor Langeweile zu fürchten und gegen sie anzukämpfen –, klärte sich sein Kopf, und er empfand alles andere als Langeweile. Er erinnert sich noch, daß er plötzlich die Schönheit der Natur intensiver wahrnahm als je zuvor in seinem Leben. Ihn überkam der Wunsch, ganz allein einen Spaziergang zu machen, was er bisher nur selten getan hatte. Er weiß noch, wie er sich hinabbeugte, um Insekten zu betrachten, die ihm zuvor nie aufgefallen waren. Er bewunderte die Tulpen, die er sah. Bevor er gelernt hatte, wie wichtig es ist, den Verstand in den Leerlauf zu schalten, hatte er nicht einmal bemerkt, daß es in La Conner überhaupt Blumen gab! Richards Verstand war so sehr beschäftigt, war so weit weg vom Hier und Jetzt, daß er von der Schönheit um sich herum nichts, aber auch rein gar nichts, wahrgenommen hatte.

Ein Leben der Muße

Wir hoffen, daß Sie nach der Lektüre dieses Kapitels die Freizeit in Ihrem Leben mit mehr Freude und Entspannung füllen können. Indem Sie zum Rhythmus des Lebens hinunterschalten, richten Sie sich mehr auf das Hier und Jetzt aus, sind konzentrierter und vielleicht sogar tüchtiger. Weniger Freizeit ist notwendig, damit Sie sich entspannen können, und

Sie werden in Ihren knappen Mußestunden viel eher Befriedigung finden.

Ein letzter Denkanstoß noch: Indem Sie lernen, Ihren Verstand zur Ruhe zu bringen und sich während Ihrer Freizeitaktivitäten auf das Hier und Jetzt zu konzentrieren, werden Sie das Gefühl von Muße auch in Ihr übriges Leben einbringen. Anstatt Ihr Leben in Arbeit und Freizeit aufzuteilen, können Sie beides zusammenführen. Sie werden merken, welch große Wirkung ein wenig Muße haben kann. Sie werden dieselbe konzentrierte, ruhige und entspannte Geisteshaltung Ihrer Freizeit auch auf die anderen Bereiche Ihres Lebens übertragen können. Hoffentlich entdecken Sie dann auch, was wir beide entdeckt haben: Nicht, *was* Sie tun, bringt Ihnen Freude, sondern die Entspannung in Ihrem Kopf. Wenn Ihr Verstand ruhig ist, wird Ihnen Ihr gesamtes Leben ruhiger erscheinen. Sie regen sich nicht mehr auf.

Informationen

Um einen Katalog mit zusätzlichen Informationen – Bücher und Kassetten – zum Thema Verstandespsychologie zu erhalten, schreiben Sie an: Psychology of Mind Resource Center, 2436 N.W. Torsway, Bend, OR 97701 (Tel. 541-383-9362); Website: www.pom-resource-center.com.

Wegen Ausbildung und Seminaren wenden Sie sich bitte an: POM Foundation 1111 Third Avenue West, Suite 350, Bradenton, FL 34240 (Tel. 1-800-781-2066).